临证医话辑要

汪龙德　主编

兰州大学出版社

图书在版编目（CIP）数据

临证医话辑要 / 汪龙德主编. -- 兰州：兰州大学
出版社，2023.12
ISBN 978-7-311-06632-1

Ⅰ. ①临… Ⅱ. ①汪… Ⅲ. ①医话－汇编－中国－现
代 Ⅳ. ①R249.7

中国国家版本馆CIP数据核字（2023）第246199号

责任编辑	张国梁
封面设计	汪如祥
书名题签	戴恩来

书　　名	临证医话辑要
作　　者	汪龙德　主编
出版发行	兰州大学出版社　（地址：兰州市天水南路222号　730000）
电　　话	0931-8912613(总编办公室)　0931-8617156(营销中心)
网　　址	http://press.lzu.edu.cn
电子信箱	press@lzu.edu.cn
印　　刷	陕西龙山海天艺术印务有限公司
开　　本	880 mm×1230 mm　1/32
印　　张	7.875(插页6)
字　　数	184千
版　　次	2023年12月第1版
印　　次	2023年12月第1次印刷
书　　号	ISBN 978-7-311-06632-1
定　　价	85.00元

（图书若有破损、缺页、掉页，可随时与本社联系）

《临证医话辑要》编委会

主　编　汪龙德

副主编　毛兰芳　杜晓娟

编　委　刘俊宏　张　晶　靳三省　吴红莉

　　　　牛媛媛　李正菊　陶永彪　吴毓谦

　　　　张瑞婷　牛小英　樊泽坤　王丽娟

　　　　汪　霞　刘宗艳　焦婷红　郭林静

　　　　钟可昕　庞　帅

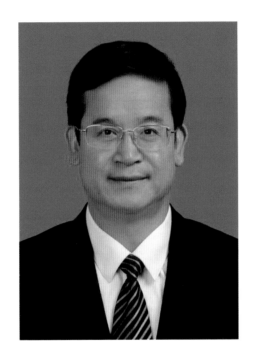

汪龙德近照

关于主编

汪龙德，汉族，1965年生，甘肃中医药大学附属医院原常务副院长，消化内科首席专家兼学术带头人，二级主任医师，博士生导师、硕士生导师，甘肃省优秀专家，甘肃省名中医，第七批全国名老中医药专家学术经验继承工作指导老师，甘肃省五级中医药师承教育指导老师，曾被授予全国卫生系统职业道德建设标兵、全国医药卫生系统创先争优指导工作先进个人、全省卫生计生行业精神文明建设先进个人、全省医德医风先进个人、健康扶贫先进个人、"兰州好人"、"新时代最美逆行者"等称号，兼任世界中医药联合会消化病专业委员会常务理事、中国民族医药学会脾胃病分会常务理事、中国研究型医院学会中西医整合脾胃消化病专业委员会常务委员、中华中医药学会脾胃病分会常务委员、中华中医药学会内科分会委员、甘肃省中西医结合消化专业委员会副主任委员、甘肃省中医药学会副秘书长、甘肃省中医药学会内科专业委员会副主任委员、甘肃省中西医结合学会肝胆病专业委员会主任委员、甘肃省中西医结合学会内镜专业委员会副主任委员、甘肃省康复医学会第二届理事会副会长、甘肃省中医药学会脾胃病专业委员会副主任委员、

《中国中西医结合消化杂志》编委等。

汪龙德主任医师长期从事消化系统疾病的中医药防治研究，参与国家自然科学基金项目1项，主持国家自然基金项目2项，省部级科研项目12项，厅局级科研项目3项，其他院校级课题4项；相关科研成果获甘肃省科技进步三等奖1项，中国民族医药学会科学技术奖1项，甘肃省皇甫谧中医药科技奖4项，甘肃省高校科技进步奖3项，甘肃医学科技奖1项。以第一作者或通讯作者发表学术论文150余篇（含SCI、CSCD）；出版代表性专著3部，参编1部；研发甘肃中医药大学附属医院院内制剂2项。注重人才培养与团队建设，先后完成博/硕研究生、全科医师、师带徒等60余名中医药人才带教工作。

汪龙德主任医师擅长功能性胃肠病、慢性萎缩性胃炎、消化性溃疡、食管炎、胃癌、胆囊炎、胆结石、胰腺炎、胰腺癌、肝炎、肝硬化、肝癌、炎症性肠病、结肠癌、腹泻、便秘等消化系统常见病、多发病及疑难杂病的中西医结合临床诊治，熟练胃肠镜检查诊断及内镜下治疗。

汪龙德主任医师从医30余载，勤于实践，善用药对，重视配伍，认为脾胃病发生无不责之于气机升降、脾之运化有赖于肝之疏泄、肾阳温煦与肾阴滋养，提出脾胃病的诊断要四诊合参，重视舌脉，在治疗脾胃病时，注重调理气机，用药顺应脏腑之气的升降特点，以助脾胃升降如常；注意从肝肾调理，肝脾肾同治，重在健脾运脾。同时，重视西医诊断，结合现代医学检查结果，并强调中医辨证，谨守"辨证论治"原则，审病因，重病机，分层次，顾脾胃，灵活运用补虚药、理气药、化湿药、活血药等，随症配伍，融会贯通，临床疗效显著。

感　念 (代前言)

　　我出生在甘肃省甘谷县谢家湾乡谢家湾村老庄组一个贫困的农民家庭。谢家湾村，地处县城西北角，贫瘠偏远，但山清水秀、空气清新。那里的水土养育了我，我在那里上学、成长，直到考上大学，才离开了家乡，离开了我熟悉的人和景。父亲汪恒清、母亲李引娃，家中二老含辛茹苦，抚育了我们兄弟姐妹六人，我排行老四，上有一兄两姐，下有两个弟弟。

　　我的记忆中没有年轻、中年、壮年的父亲，只能想起"年迈"的他，罗圈腿，走路时拄着拐杖，但他以顽强的毅力，早出晚归，勤劳耕作，维持着家里的生活。父亲是方圆几十里有名的木匠，富裕人家的好房子（当时穷人家是盖不起新房子的），几乎都和父亲紧密联系在一起。父亲修建房屋，设计合理，精打细算，从不浪费，深受乡亲们的尊敬和信任。虽然父亲已去世多年，但每当我回到家乡，仍有不少老人夸赞父亲的手艺。

　　记得我上小学时，父亲给邻村的一个远房亲戚修建房屋，放学后我去亲戚家，名义上是看父亲，实际上是想混一顿好吃的。果然如愿，那顿饭有猪肉、油煎洋芋、粉条、米饭，美美饱餐了一顿才回到家，至今回想，唇齿间仿佛还留有那平生难忘的香味。

　　父亲有个平时用来装工具的竹篮，过年时，母亲会蒸一些黑白面的馍馍，年三十全家饱餐一顿后，剩下的就装在竹篮里，挂到西房高高的木梁上，也是为了省着吃，但我们几个孩子，不时拿长木棍捣下来一两个来解馋。

最让我钦佩的是，父亲不重男轻女，虽然他不识字，却超越了一般人的思想境界，在家中劳动力紧缺、没人挣工分的情况下，克服重重困难，坚持让我们兄弟姐妹都上学，这在我们村是绝无仅有的。

我的母亲贤惠善良，脾气很好，说话不多，总是默默地忙碌着。她默默地做饭、收拾房间，默默地和父亲一起干繁重的农活；除此之外，她只要有点空闲时间就编草辫子，换取少得可怜的钱贴补家用。记忆里母亲对父亲的见解很少提出反对意见，也从没见他们吵架，因此，母亲的容让和父亲的开朗对我性格的形成十分重要。母亲常常给我们缝补衣服，我那时候不懂事，体会不到她的艰辛，只认为我们的衣服越补越厚、越补越难看，虽然不得不穿，但还是在母亲面前表现出不高兴来；母亲用愧疚的眼神看着我，好像孩子没有漂亮的新衣服穿，都是她的错。母亲从不说别人的坏话，婆媳、妯娌、邻里关系都相处得和谐融洽，邻里乡亲但凡需要帮忙，她总是力所能及地给予帮助，少长咸赞：贤妻良母。

我大哥龙成，比我大十二岁，当时是村里为数不多的高中生，村里最初成立小学时，他是第一个老师、第一任校长。他当了很多年的民办教师，后来赶上党的好政策，才转为公办老师。多少年来，学校里就他一个老师，一、二、三年级的语文、数学、美术、体育、音乐等课一肩挑，三个年级轮转上课。在他的带动下，用砖块和水泥做成的乒乓球球台，经常有学生在那里愉快地玩耍，学生的学习和运动一样没落下。

　　大哥是我的启蒙老师，对我严格管教，可以说我是在他的"巴掌下"成长学习的。我常想，我的耳朵为什么那么大，想必是他长期揪大的。他教了我三年，四年级时我才去谢家湾小学上学。我真的很感谢大哥，没有他的影响和教导，就没有我的高中和大学生活。其次，大哥还用微薄的工资资助我读高中、上大学，真正做到了"长兄如父"，所以乡亲们都说龙成很厉害，供出了一个大学生。

　　我最小的弟弟成得，刚到上学的年龄，遇上包产到户，家里的羊群没人照管，他只上了一个学期就休学"放羊"去了。为了让他有个吃饭的手艺，父亲请了师傅让他学习唢呐，小小年纪，悟性很好，很快就学会了，虽然乐感不错，但靠吹唢呐难以维持生活。后来，他去新疆种棉花，还自学了电子琴，吹唢呐虽未成为谋生的出路，却成了小弟的爱好，闲时吹上一曲，自娱自乐，也算是生活的一种乐趣。

　　两个姐姐，有文化、有知识，坚守家园，勤劳致富，子女们在她们潜移默化的影响下都很有出息。我二姐是方圆几十里读书最多、上学时间最长的姑娘。

　　回顾过往，深感幸运。在我上初中时，遇到了全身心投入教学的汪耀忠、鲜应杰、张明杰等好老师，他们为人师表、诲人不倦，正因为他们的悉心教导，我才能考入甘谷一中。高中时期又遇到了当年教我哥哥的语文老师王祥麟（特级教师）、数学老师王成考等顶尖级的优秀老师，在他们的无私付出下，我考上了甘肃中医药大学。

　　一步步走来，我从一个青涩的医学生，成为患者信任的所谓"中医专家"，甘肃中医药大学的博士、硕士研究生导师。几多艰

辛，些许成绩，都离不开组织的培养和学校的教育，离不开同事们
的共同努力。国家的培养之功、恩师的教诲之劳、父母的养育之
恩、兄弟姐妹的帮扶之情，无不激励着我做一名合格的医生，服务
患者，报答社会。

汪龙德

二〇二三年仲秋

目　录

上篇 思想辑要

本篇共五章，着重论述汪龙德主任医师的学术思想。

第一章　防重于治　未病先防

"治未病"是中医学先进和超前的医学思想，既是医疗保健的理想境界，也是衡量医者水平的重要标志。《黄帝内经》首次提出这一概念，如《素问·四气调神大论》所言："是故圣人不治已病治未病，不治已乱治未乱，此之谓也。夫病已成而后药之，乱已成而后治之，譬犹渴而穿井，斗而铸锥，不亦晚乎"，认为"治未病"理论的核心是主动防范。此外，东晋著名医学家葛洪曾指出："是以至人消未起之患，治未病之疾，医之于无事之前，不追之于既逝之后"，强调了"治未病"思想对于养生防病的重要性。与此同时，相关研究对"未病"属性进行划分，即健康未病态、潜病未病态、前病未病态与传变未病态四个方面，进一步总结出以下几种诊疗理念：（1）未病先防，防病于先；（2）欲病救萌，防微杜渐；（3）已病早治，防其传变；（4）瘥后调摄，防其复发。因此，结合上述祖国医学对"治未病"的认识与记载，汪龙德主任医师认为，医生治病救人的要旨在于以人为本，促进健康，相比于治病而言，预防保健显得更为重要。因此，在临床诊疗过程中，首倡"治未病思想"，主要包涵以下几个方面。

1. 均衡饮食，饥饱得当

药王孙思邈曾在《千金方·食治》提到，"是以毒药攻邪，五谷为养，五肉为益，五果为助，五菜为充，精以食气，气养精以荣色；形以食味，味养形以生力，此之谓也"。汪龙德主任医师临床中常嘱咐病人要均衡饮食，瓜果、蔬菜、肉蛋各组分构成不同，根据自身需求合理搭配及适量摄入，可保证人体营养物质供给与代谢平衡。此外，汪龙德主任医师认为，在均衡饮食的同时，要更注重清淡饮食，如脾胃湿热病人嘱其戒烟少酒、少食肥甘厚味，正如《千金方·道林养性》所言"每食不用重肉，喜生百病，尝须少食肉，多食饭，及少菹"，可知服用补药应具有针对性，不可一味盲目追求大辛大热之品，而需参照个人体质差异来培养良好的饮食习惯。同时，现代研究表明，高热量饮食习惯与高血压、非酒精性脂肪肝、肥胖症、心脏病、糖尿病等多种疾病密切相关。另一方面，汪龙德主任医师多提醒病人"饭吃七分饱"，也可选择少食多餐来减轻胃肠负担，以满足机体正常的营养需要。早在《千金方·道林养性》中就有相关记载，如"食欲数而少，不欲顿而多，则难消也。常欲令如饱中饥，饥中饱也"，在食疗养生方面强调"不欲极饥而食，食不可过饱；不欲极渴而饮，饮不欲过多"。若短时间内摄入水谷较多，超出生理状态下胃肠所承受的正常范围，势必会影响食物的消化吸收，进一步引发水谷精微的输布受阻，最终甚或导致"大饱血脉闭"。《素问·痹论》言"饮食自倍，肠胃乃伤"，中医学认为脾胃乃后天之本，人体后天的生长、发育与健康与否，皆赖脾胃充养，因此，不应过食、大食、暴食，否则脾胃受损，百病皆生。现代研究证实，一定条件下的热量限制，不仅可以延长寿命，提高生存质量，还可改善认知障碍、调节情绪，在肿瘤、自身免疫性疾病、胰岛素抵抗、代谢综合征等疾病中起治疗作用。

2.药食同源，食治为要

张仲景曰"人体平和，惟须好将养，勿妄服药。药势偏有所助，令人脏气不平，易受外患"，认为药物赖以治病的根本特性在于其具有偏胜之性，若正常人在体质平和之时，不加辨证乱服药物，会造成人体的脏腑阴阳失衡，进一步在某些特定情况下感受外邪而生病。朱丹溪亦云"药则气之偏，可用之暂，而不可用之久"，可见是药三分毒，不可久用之，亦不可过度依赖药物，要用辨证的思想来看待药物。汪龙德主任医师临床遣方用药常提醒病人疾病向愈"三分治疗，七分靠养"，尽量少吃药，一方面避免因药物种类多、剂量大、时间长而引发一系列毒副作用，另一方面长时间服药给病人造成一定的心理负担。《千金方·食治》曰"夫为医者当须先洞晓病源，知其所犯，以食治之；食疗不愈，然后命药。药性刚烈，犹若御兵；兵之猛暴，岂容妄发"，又曰"是故食能排邪而安脏腑，悦神爽志以资血气。若能用食平疴，释情遣疾者，可谓良工，长生饵老之奇法，极养生之术也"，另有"医也，安身之本，必资于食；救疾之速，必凭于药。不知食宜者，不足以存生也；不明药忌者，不能以除病也"。上述论述，均强调民以食为天，饮食可供给脏腑功能活动所需的物质和能量，丰富的食物营养补充人体气血津液，味道鲜美的食物还带给人们精神上的享受，有助于身心健康，故而掌握饮食的基本原则和五脏饮食宜忌，对于安身立命、健康长寿以及养生治未病至关重要。若食疗治疗无效，可选择药物进行针对性治疗。药物用来攻除邪气，饮食用来补益精气，营养全身，二者相辅相成，分工明确。《黄帝内经太素》记载"空腹食之为食物，患者食之为药物"，可见中医学自古以来就有"药食同源"这一理论，本质上认为许多食物同时也是药物，二者之间并无绝对的分界线，若使用得当，食物也可达到防治疾病的效果。常见的药食同源如粮食类中的麦芽、谷芽、浮小麦等，蔬菜类如萝卜、山药、百合、冬瓜、扁豆等，果品类如山楂、乌梅、杏仁、莲子等，调味品类如草果、生姜、桂皮、花椒、小茴香等。

3.调摄精神，心宁病安

现代研究对于"治未病"思想主要是从对神的调节等多方面来论述，强调人的情绪变化会影响到人体的气机、脏腑、气血津液及经脉，而情志的过度异常则会引起气机紊乱、脏腑损伤、气血津液的耗伤及损及经脉。如《素问·举痛论》曰"百病生于气也，怒则气上，喜则气缓，悲则气消，恐则气下，惊则气乱，思则气结"，阐明了情志致病的重要性。脾胃为气血生化之源、气机升降之枢纽，情志失调则脾胃升降失司、运化失职，进而出现一系列的临床病证表现，可见情志因素与脾胃相关疾病的发生发展密切相关。汪龙德主任医师临证中多嘱咐病人勿要过喜过悲，保持心态平和，否则，既不利于疾病的治疗，且易于变生他病。此外，汪龙德主任医师在用方遣药方面也多有考究，若情志不畅，则肝体失于柔和，肝气不能条达，进一步肝病传脾，则肝郁脾虚，处以逍遥散加减；心主血而藏神，脾主思而藏意，若思虑过度，劳伤心脾，可致心脾气血两虚，治宜健脾养心与益气补血兼施，处以归脾汤加减；肝主疏泄，喜条达而恶抑郁，其经脉又布胁肋，循少腹，若情志抑郁，久而不解，则肝失柔顺舒畅之性，或可进一步横逆犯胃出现痞满、嗳气等症状，遵"木郁达之"之旨，治宜疏肝解郁、行气止痛，处方柴胡疏肝散加减。疾病的发生离不开复杂病理因素的相互作用，情志致病，肝失疏泄，太过或不及均可影响脾胃气机升降，因此汪龙德主任医师强调脾胃病须重视情志因素，给予病人合理的指导、贴心的安慰及细致的解释，则有利于病情的好转乃至痊愈。

4.强身健体，动静结合

《灵枢·百病始生》云"风雨寒热，不得虚，邪不能独伤人，卒然逢疾风暴雨而不病者，盖无虚，故邪不能独伤人，此必因虚邪之风，与其身形，两虚相得，乃客其形"，可见正气亏虚、邪气亢盛是决定人体发病的重要因素。有研究认为，人体可见的病理现象正是机体内在气血阴阳失衡的外在体现，通过控制"无"的防治来阻止"有"的疾病发生，这一定程度上与道家"无中生有"的宇宙生命论具有相似性。汪龙德主任医师认为，在机体尚未感知到疾病带来的异样时，可通过养生的方式来强身健体、扶助正气，达到防治疾病的目的。临床中多建议病人制订合理的锻炼计划，包括适宜的时间与可耐受的强度，如中医传统的养生活动太极拳、八段锦、五禽戏等，刚柔并济、动静结合，来怡养心性，提高机体免疫力，调节人体的新陈代谢。此外，根据某些病人的特殊情况，建议其选择合适的中医药适宜技术来代替药物治疗，如针灸、蜡疗、中药塌渍等。《针灸聚英·卷三》载"无病而先针灸曰逆。逆，未至而迎之也"，可见未病或疾病初起预先施行针灸，激发经络之气，调整阴阳状态，增强机体抗病能力，未病先防，扶正固本。《素问·生气通天论》曰"是故谨和五味，骨正筋柔，气血以流，腠理以密，如是则骨气以精，谨道如法，长有天命"；《素问·移精变气论》亦云"往古人居禽兽之间，动作以避寒，阴居以避暑，内倦慕之累，外无伸官之行，此恬瞻之世，邪不能深入也"，可见，通过强身健体来养生防病的记载自古以来就广为流传。汪龙德主任医师提醒病人锻炼也需注意动作准确、姿势柔和、顺应四时，方可使腠理固密、气血流通、骨坚肉强，从而达到既病治疗、未病先防的效果。

5. 起居有常，不妄作劳

《素问·上古天真论》指出："法于阴阳，和于术数，食饮有节，起居有常，不妄作劳，故能形与神俱，而尽终其天年，度百岁乃去。"基于此，汪龙德主任医师临证强调注意平衡工作与休息时间，合理调整起居作息，避免过度劳累，亦有助于预防疾病，维护身体健康。具体而言：一是注意调整不良情绪，人之心术，多欲则险，寡欲则平；人之心事，多欲则忧，寡欲则乐；可通过放松活动如冥想、呼吸练习、音乐欣赏等来缓解压力和焦虑情绪。二是平衡身体活动，血气和，营卫固，无所倚伏，大小如一，志意不苟，《素问·宣明五气》和《灵枢·九针论》均提到五劳所伤，即"久视伤血，久卧伤气，久坐伤肉，久立伤骨，久行伤筋"，故进行适量有氧运动如散步、太极拳、瑜伽、八段锦等，可增强体力并促进血液循环。三是劳逸结合，避免长时间连续工作或过度劳累，如《素问·上古天真论》所言"真人者……呼吸精气，独立守神，肌肉若一，故能寿敝天地，无有终时，此其道生"。四是定时作息，早睡早起，尽量少熬夜，如《素问·四气调神大论》所载述"春三月，夜卧早起，广步于庭……养生之道也"。

第二章　顾护胃气　治病求本

"胃气"这一概念最早见于《素问·玉机真脏论》。有论曰"五脏者，皆禀气于胃；胃者，五脏之本也"，《素问·平人气象论》载述"人以水谷为本，故人绝水谷则死，脉无胃气亦死"，东汉张仲景《伤寒杂病论》将"护胃气"思想贯穿用药始终。胃气充足与否，不仅关系到脏腑的生理活动，更与疾病的发生发展及预后转归密切相关。李东垣禀前人之观点，重视后天之本，首创"内伤脾胃，百病由生"的观点，重视胃气在人体诸气和疾病发生发展中的重要作用，如在《内外伤辨惑论·辨阴证阳证》中提到："夫元气、谷气、荣气、清气、卫气、生发诸阳上升之气，此六者，皆饮食入胃，谷气上行，胃气之异名，其实一也。"

脾胃系统疾病病因复杂，如饮食不节、情志失调、他病诱发等，尤以饮食不节和他病诱发为主，此二者更易损伤胃气，影响胃之受纳和脾之运化功能，胃失和降，则脾失健运，进而导致脾胃升降失调。如今，经济发展迅速，人们物质生活丰富，生活节奏加快，精神压力增加，"快餐样"生活成为常态，高盐、高糖、高油饮食及不规律饮食不仅损伤脾胃，更易导致高血压、糖尿病、高脂血症、脂肪肝等疾病。《临证指南医案》云："脾宜升则健，胃宜降则和。"汪龙德主任医师立足中医经典，用药时善用藿香、佩兰、石菖蒲芳香醒脾，以促使脾气升；紫苏梗、旋覆花、代赭石沉降和胃，帮助胃气通降，以此恢复脾升胃降之功能。《黄帝内经》记载"五谷为养"，认为五谷杂粮是养生的根本，是人体最基本的营养来源。"五谷杂粮"本质上是植物的种子，种子浓缩了植物的精华，具备旺盛的生命力，食用后，不仅吸收了其营养物质，还汲取了粮食的"精气"。因此，用"五谷"调养脾胃，符合谷气入胃、散精于脾，脾气散精、输布五脏的转输规律，既可以补养人体元阳之气，又可以补益后天之本。

除此之外，疾病的发生、发展与转归，受到时令、地域、个体差异的影响，表现出复杂多变的特点，这要求临床医生顺天地阴阳，抓住疾病的本质。《素问·阴阳应象大论》言"故治不法天之纪，不用地之理，则灾害至矣"，故汪龙德主任医师在临床实践中反复强调，需厘清局部病变与整体功能、宏观辨病与微观辨证的内涵关系。其中，微观辨证，不是局限于实验室异常指标的判读，而是要应自然、顺天时、合人事，充分理解部分与整体的普遍联系，牵一发而动全身时的机体反馈效应，及时进行变化信息群的敏锐捕捉，从而立足宏观生命动态轨迹，调整微观功能象变，以恢复机体自身的内稳态调控。诚如《灵枢·顺气一日分为四时》所载"顺天之时，而病可与期，顺者为工，逆者为粗"，《素问·征四失论》亦载"不适贫富贵贱之居，坐之薄厚，形之寒温，不适饮食之宜，不别人之勇怯，不知比类，足以自乱，不足以自明，此治之三失也"。

"治病必求于本"出自《黄帝内经》。《素问·阴阳应象大论》云："阴阳者，天地之道也，万物之纲纪，变化之父母，生杀之本始，神明之府也，治病必求于本。""治病必求于本"是中医辨证论治的总纲，"本"即"阴阳"，"求本"则是要达到"阴平阳秘"的状态，此为治病的结果。现代医学亦认为，人体整体水平、器官水平、组织水平、细胞和基因水平等与自然和社会环境都处于自稳状态，并提出"生物—心理—社会"医学模式，这恰是对中医"阴平阳秘"状态的最好诠释。在疾病的发生、发展与转归中，"本"包含多种含义，从邪正立论，正气为本，邪气为标；从病因症状立论，病因为本，症状为标；从疾病先后立论，原病、旧病为本；新病、继病为标。人有"两本"，一为先天之本肾，二为后天之本脾胃。脾胃之位置，居人体中焦；脾胃之功能，如交通之枢纽；脾胃之容纳，同大地之承载。因此，"治病求本"在一定程度上，是"治病求于脾胃"的内涵归纳。脾胃为"气血生化之源"，脾升胃降为脾胃机能正常运作的基本形式，为气血精微化生布散之原动力；胃气下降则水谷得以受纳腐熟，脾气上升则水谷得以化生气血精微并布散周身。脾胃自病或他脏传脾都会影响脾胃功能。汪龙德主任医师在临床中善用半夏泻心汤辛开苦降，不断调整恢复脾升胃降的生理功能；若患者出现呃逆、嗳气、呕吐等，则用旋覆代赭汤、橘皮竹茹汤加减降逆和胃；若脾胃虚弱致运化无权，则用香砂六君子汤加减益气健脾；若患者因生活压力过大、情志失调导致脘腹胀满、胁肋疼痛等，则用柴胡疏肝散疏肝理气。脾胃居于中焦，脾胃强弱，主导疾病；预后转归，取决脾胃；治疗疾病，自当立足脾胃。汪龙德主任医师在治疗脾胃病时，从"本"出发，顾护胃气，激发患者机体自身潜力，依靠药物作用与人体自愈能力，共同达到扶正祛邪、阴阳和合的治疗目的。

第三章 同调肝脾 理气为先

"肝脾同病"理论源自《黄帝内经》。《素问·经脉别论篇》曰"喘出于肝，淫气害脾"，《灵枢·病传》曰"病先发于肝，三日而之脾"，《难经·五十六难》云"肺病传于肝，肝当传脾，脾季夏适王"，均为对肝病及脾的论述。《素问·气厥论篇》亦有脾病传肝的记载，曰"脾移热于肝，则为惊衄"；《金匮要略》提出"见肝之病，知肝传脾，当先实脾"，并创制了酸枣仁汤、当归芍药散等肝脾同调的方剂，为肝脾同病的治疗及预防提供了指导。张景岳对肝脾同病亦深有体会，《景岳全书·饮食门》曰："怒气伤肝，则肝木之气必侵脾土，而胃气受伤。"清代黄元御《四圣心源》又言："然土气不升，固赖木气以升之。而木气不达，实赖土气以达焉。"生理上，一方面"土得木而达之"，脾土得肝木疏泄方能运化自如、生化不息，如唐容川《血证论》言"木之性，主于疏泄，食气入胃，全赖肝木之气以疏泄之，而水谷乃化"；另一方面，肝的疏泄功能亦有赖于脾胃功能强健与否，如清代程杏轩《程杏轩医案·辑录》提出"无土之处，则无木生。是故树木之枝叶萎悴，必由土气之衰；一培其土，则根本坚固，津液上升，布达周流，木欣欣以向荣矣"。李东垣虽然提出"诸病从脾胃而生"，强调脾胃对维持机体健康起重要作用，但仍十分重视升发肝胆。其在《脾胃论·脾胃虚实传变论》云"胆者，少阳春生之气。春气升则万化安，故胆气春升，则余脏从之"，同时在《脾胃论·脾胃盛衰论》中亦提出"大抵脾胃虚弱，阳气不能生长，是春夏之令不行，五脏之气不生"。

木性条达，通调气机，木郁不通致脏腑疏泄无度，则易害生百病，《四圣心源·六气解》云"故风木者，五藏之贼，百病之长，凡病之起，无不因于木气之郁"。气至五藏以荣养脏腑，气行五藏以维持脏腑机能，肝木通达，五藏之气行而有度，至而不郁，又如《读医随笔·卷四》曰"故凡脏腑十二经之气化，皆必藉肝胆之气化以鼓舞之，始能通畅而不病"。肝胆气化是脏腑十二经之气运行的总动力，《素问·五常政大论》"发生之纪，是谓启陈，土疏泄，苍气达，阳和布化，阴气乃随，生气淳化，万物以荣"，"苍气达"脾土方能疏泄有度，肝气畅达，土性平和，才能滋生万物。类似描述亦可见于《素问·宝命全形论》，如"土得木而达"，土之宣达全赖木之升发疏泄。脾为至阴，其性敦厚，非阴中之阳而不升，非曲直之木而不达。若肝木不达，郁久横逆克犯脾土，即所谓"木气郁陷而贼脾土"。《难经》从治未病的角度出发，指出"所谓治未病者，见肝之病，则知肝当传之于脾，故先实其脾气，无令得受肝之邪"。其后张仲景依据《素问·玉机真脏论篇》中"五脏相通，移皆有次，五脏有病，则各传其所胜"的思想，从整体观念出发，阐述了肝脾之间的相互关系及其相应的治疗原则，予以四逆散、大柴胡汤等治疗肝脾不和之证，为后世肝脾同治的临床运用奠定了证治基础。

肝主疏泄，调畅气机。脾与胃同居中焦，脾以升为健，胃以降为和，共为气机升降之枢纽，肝气是否调达与脾胃运化功能密切相关。首先，肝之疏泄是脾胃气机升降的重要条件，当肝主疏泄功能正常时，木能疏土，则脾自升，胃自降，气机顺畅，运化自如；若肝疏泄无权，木不疏土，则气机壅滞，脾当升不升，脾失升清，表现为飧泄、便溏，即有"清气在下，则生飧泄"；然胃当降不降，胃失降浊，表现为呃逆、胀满，即有"浊气在上，则生䐜胀"。其次，肝之疏泄功能直接影响脾胃的运化功能。《血证论·脏腑病机论》曰："木之性，主于疏泄，食气入胃，全赖肝木之气以疏泄之，而水谷乃化；设肝之清阳不升，则不能疏泄水谷，渗泻中满之证，在所不免。"肝的疏泄功能正常，则脾的运化功能健旺，气血生化有源，周身营养充足。肝属风木，脾胃乃土，若疏泄太过，则横犯脾胃，出现腹泻、腹胀等"肝脾不调"之证，或以呃逆、嗳气为主的"肝胃不和"。

从五行来看，肝属木，脾属土，二者相克互用，联系密切。生理上，"土得木而达之"，肝主疏泄助脾胃气机升降且促其运化；脾为"气血生化之源"，肝得脾"散精于肝"之水谷精微濡养，即土气冲和，则肝随脾升，方使肝气冲和柔顺以资正常疏泄，因有"木赖土而荣"之说。若肝失疏泄、横逆犯脾，则木气遏郁，斡旋之枢升降失权，乖戾犯脾，清浊不分，气囷于内，即"木郁乘土"；若脾失健运、肝失气血濡养而疏泄失常，则土弱不能达木，木气郁塞，即"土壅木郁"。因此，病理上，肝脾往往互为因果，肝病及脾，脾病及肝，肝脾同病，致使肝脾功能失调，进而引起中焦气机郁滞。另一方面，凡治疗气郁、气滞之理气药，从其归经来看，药物功效均作用于脾胃，大多数兼作用于肝，这也说明气之运行虽受脾胃升降调节为主，但亦离不开肝主疏泄的密切配合。

汪龙德主任医师认为，消化系统疾病的诊治应注重肝脾同调，肝气郁滞不畅易影响脾胃气机升降，为脾胃疾患发病的重要病机之一。肝主疏泄，肝气的升发可调节脾胃之气的升降以助运化；反之，若肝失疏泄，肝气郁结横逆克于中土，影响脾胃之气的升降。胃气不降，肝胃气滞于中焦而发病，多发为胃脘部胀痛，并伴有胁肋部胀满不适，嗳气频多等肝郁气滞表现。日久肝郁化火，肝胆之火上犯于胃而出现口干口苦、反酸等症状。汪龙德主任医师以顺调肝气、和降胃气为治疗原则，用药多以柴胡、香附、郁金等辛香之品疏肝理气，以复疏泄之司。肝体阴而用阳，补肝血以助肝用，白芍味酸，入肝经而补肝体，味苦而清肝胆郁火；配合甘草，酸甘化阴，柔肝止痛。胃气以通降为顺，以陈皮、厚朴、枳壳通顺肠腑气机；配合和胃降逆之品，旋覆花、磁石等和降胃气。若肝气向上冲逆太过，使胃气上逆而嗳气、呃逆，可加代赭石，其质重性降，不仅可和降胃气，并可镇逆升发太过的肝气。若肝火犯胃，胆汁疏泄失常，加龙胆草、金钱草、茵陈等疏肝利胆，清降胆火，促进胆汁的正常排泄；加左金丸清泻肝火或浙贝母、瓦楞子、海螵蛸等制酸止痛。若情志抑郁不舒，眠差，加生龙骨、生牡蛎或合欢花以安神助眠。"见肝之病，知肝传脾，当先实脾"，若见泄泻、纳差、乏力等肝郁脾虚证候的表现，加山药、白术、黄芪、党参等健脾益气之品以培中土，防肝木乘之。同时，汪龙德主任医师注重对肝气不舒患者的心理疏导，保持日常生活心情愉悦，以利疾病的恢复，防止其复发。基于此，汪龙德主任医师强调肝藏生发之气，主调畅精神情志，生气旺则五脏环周，生气阻则五脏留著；若恼怒伤肝，气机郁滞，则旺气不减，横克脾土，致使中州不运，出现腹痛、泄泻等脾失健运之征象，即清代著名医家李冠仙在《知医必辨·论肝气》中所云"肝气一动，即乘脾土，作痛作胀，甚则作泻，又或上犯胃土，气逆作呕，两胁痛胀"，遣方配位佐以疏肝解郁、调气和血类中药，可"平肝木之怒气，使脾土之气自安"而常获良效。

第四章　注重痰饮　温化为要

　　"痰饮"之病名首见于《金匮要略·痰饮咳嗽病脉证并治》，早于《金匮要略》的《黄帝内经》和《本经》中无"痰"字的相关记载，而有"溢饮、水饮、积饮、留饮"等论述；与《金匮要略》成书年代相近的西晋时期的《针灸甲乙经》亦未见"痰饮"之说，有"心下淡淡、溢饮、留饮"之记载。《金匮要略》中"痰饮"实为"淡饮"，着重为"饮"病。《金匮要略》中的"痰"，仅指饮病，并非包含后世之痰，且根据饮的流动性作出四饮，区别如下：痰饮在胃肠间，悬饮在胁下，支饮在胸膈，溢饮在体表四肢。从上至下、由内到外，其涵盖了"饮邪"流行周身的各种病理表现。痰饮之本义，是指水液不从气化，停留于体内经脉或脏器，本质属于水饮阴邪。痰饮的形成与水谷精微的运化输布不畅密切相关，脾胃为后天之本，水谷均需脾胃运化才能为人体所用。《素问·经脉别论》言"食气入胃，浊气归心，淫精于脉"，而饮则"输于脾"，再"归于肺"，又"下输膀胱"，此表明水谷精微的运化流转依靠脾胃的正常运化与输布。三焦为水气津液流通的重要通道，《内经·灵兰秘典论》曰其为"决渎之官，水道出焉"，《难经·论脏腑》言其为"水谷之道路，气之所终始也"，"原气之别使也，主通行三气，经历于五脏六腑"，可见运行诸气与通行水谷精微是三焦的主要功能。若三焦功能失常，气机痞塞，水道不通，则水谷精微停聚而生痰饮。

《素问·经脉别论》曰"饮入于胃，游溢精气；上输于脾，脾气散精；上归于肺，通调水道；下输膀胱，水精四布。五经并行，合于四时五脏阴阳，揆度以为常也"，总结了人体水液代谢的基本过程，并指出人体水液代谢与肺、脾、肾三脏密切相关，为后世水液病的生理、病理及治疗提供了理论依据。对于痰饮病证的治疗，张仲景提出了"病痰饮者，当以温药和之"的原则。对温药的理解多数医家见解较为一致，即指温性药物。因痰饮的形成主要是由肺、脾、肾等脏腑阳气虚弱、水液停滞而成，阳气虚为本，痰饮停滞为标。本虚当温补，温药具有振奋阳气、开发腠理、通调水道的作用，使痰饮得除；标实当以温药化之，痰饮为阴邪，得寒则凝，得温则散，因此，无论标实、本虚，皆当以温药治之。正如《金匮玉函经》所云："况水从乎气，温药能发越阳气，开腠理，通水道也。"

汪龙德主任医师师古而不泥古，在"百病皆由痰作祟"基础上，推崇脾胃疾患诸症与痰饮密切相关的观点，强调治疗脾胃疾病时应重视痰饮这一病因病机及病理因素，其治疗大法以"温阳""化饮"为主。兹分述如下。

痰饮病：《金匮要略·痰饮咳嗽病篇》中提到四饮，其中痰饮的表现为"其人素盛今瘦，水走肠间，沥沥有声"，指出该病"当以温药和之"。四饮是以饮邪停留部位而分，临床表现因其停留部位不同而存异。痰饮停留在肠胃，可见肠鸣音亢进，沥沥有声。痰饮之所以停留于肠胃，大多是由脾胃阳虚不能化水所致，故临床可见脾阳虚弱的征象，如：纳呆，不欲饮食，胀满，饮食生冷则症状加重，大便稀溏或者泄泻，舌淡，苔白滑，脉弦细。治疗上应该"以温药和之"，经过后世医家不断发挥，将此看作是广义痰饮病的治则，也有部分医家认为此原则当仅为狭义痰饮所设，但是无论如何，就本病——狭义痰饮来说，"当以温药和之"是总的原则，故临床常用苓桂术甘汤以温阳化饮。

呕吐：呕吐由胃失和降、气逆于上所致。《丹溪心法·恶心三十》云："恶心者，无声无物，心中欲吐不吐，欲呕不呕……宜用生姜，盖能开胃豁痰也。"临床上，恶心、呕吐常多伴见，恶心为呕吐的前驱症状。《金匮要略·呕吐哕下利病篇》中描述了多种呕吐病症，并根据伴随症状的差异给予不同的处方进行治疗，如小半夏汤、大半夏汤等，其中多以半夏为君药，且半夏长于治痰，可见痰饮与呕吐的发病关系密切。后世医家也认为，痰饮作祟在呕吐的发病中扮演重要角色，如《丹溪心法·呕吐二十九》指出"呕者……有痰膈中焦食不得下者……有胃中有火与痰而呕者"，《证治汇补·呕吐》云"有胃中有痰，恶心头眩，中脘躁扰，食入即吐者"，由此可见，痰饮是导致恶心呕吐的重要因素，临床治疗多以仲景小半夏汤加减。

肠鸣：《素问·气交变大论》曰"岁土太过，雨湿流行……病腹满溏泄肠鸣"，"岁水太过……湿气变物，病反腹满肠鸣，溏泄食不化"。土旺之时，水气无权则湿令大行，若水运太过，则寒气流行，待土气来复，如遇阳明寒水司天，则湿气大盛，物变其形，病在于民，此皆有水湿之气太过而致脾运化水湿无能，水湿流走于肠间，见肠鸣溏泄。《素问·六元正纪大论》曰"土郁之发……肠鸣而为数后"，是为土郁而发，化气始行，万物始生，然湿气太过，则伤于人体，易患腹满肠鸣之症。内生痰饮，下趋于肠道，故肠鸣漉漉有声。《金匮要略·痰饮咳嗽病脉证治》"其人素盛今瘦，水走肠间沥沥有声，谓之痰饮"，陈士铎《辨证录·肠鸣门》"人有肠中作水声者，如囊裹浆状，亦肠鸣之病也，谁知是水蓄于大肠乎。……肾寒而大肠亦寒，大肠寒而水乃注于中而不化，故作水声也……治法补命门之火，兼利其水……方用五苓散治之"，诸如《灵枢·邪气脏腑病形》"大肠病者，肠中切痛，而鸣濯濯"，皆因水湿痰饮据于肠间，往来气冲而生肠鸣，治宜宗仲景"病痰饮者，当与温药和之"之法。

汪龙德主任医师临床推崇"温药和之"的经典代表方剂苓桂术甘汤，主要以温化痰饮为主，秉承"温不可太过，当配以行消之品"的原则，协助着水液运化进路和出路的畅通，其配伍兼顾了人体水液运化的起点和终点。遣方配伍重用甘淡之品茯苓，以健脾利水、渗湿化饮，既能除已聚之痰饮，又可平饮邪之上逆。诚如《本草正》所言："茯苓，能利窍去湿，利窍则开心益智，导浊生津；去湿则逐水燥脾，补中健胃；祛惊痫，厚肠藏，治痰之本，助药之降；以其味有微甘，故曰补阳，但补少利多。"配以桂枝温阳化气、平冲降逆，茯苓、桂枝相伍为温阳化气、利水平冲之组合。白术则健脾燥湿，正如《本草衍义补遗》记载："白术除湿之功为胜，又有汗则止，无汗则发，味亦有辛，能消虚痰。"茯苓、白术相须，为健脾祛湿的常用配伍组合，体现了治生痰之源以治本之意；桂枝、白术同用，是温阳健脾的常用组合。炙甘草其用有三：一可合桂枝辛甘化阳，以助温补中阳之力；二可合白术益气健脾，崇土以利制水；三可调和诸药，功兼佐使之用。此外，汪龙德主任医师指出，痰饮病虽多属阳虚阴盛、本虚标实之证，但其发病亦有阴阳寒热虚实之别，如《类证治裁·痰饮》所载述"若夫肾阳虚，火不制水，水泛为痰，则饮逆上攻，故清而澈，治宜通阳泄湿，忌用腻品助阴……肾阴虚，火必烁金，火结为痰，为痰火上升，故稠而浊，治宜滋阴清润，忌用温品助燥"，故在"病痰饮者当以温药和之"的治疗原则基础上，也须审证求因、辨证施治，方能取得事半功倍之效。

第五章　健运中焦　治湿为重

　　湿，属六种自然现象之一，为长夏之主气。长夏即为每年农历六月之时，时值恰在夏秋之交，正为"天暑下逼，地湿上蒸，暑湿交蒸"之时。此时阳热尚盛，雨水且多，热蒸水腾，潮湿充斥，为一年中湿气最盛的季节。假若湿气淫胜，伤人致病，则为湿邪。湿邪致病，长夏居多，四季亦可发生。

　　中医所讲"湿为阴邪，易伤阳气，阻碍气机"，湿与水共为同类，故皆为阴邪，侵犯人体，伤人阳气。清代叶桂《温热论·外感湿热篇》言"湿胜则阳微"，《素问·六元正纪大论》提到"湿盛则濡泻，甚则水闭胕肿"。陈无择《三因方》云"湿喜归脾"，因脾为湿土之脏，其所以湿喜侵脾者，是为同气相感也。因此，即便外感湿邪，也常常会困遏脾土，脾阳不振，运化失司，不能上归于肺，水液失于布散机体，停聚体内，水湿由此而生，临床则见泄泻、痞满、水肿等症。湿邪外可侵犯肢体经络，内可蒙蔽心神、阻滞气机，无孔不入。"湿性重浊"，即湿邪致病，常常以沉重感为主要临床特点。湿邪外袭肌表，清阳被遏，不能上升，则见头重如裹，如《素问·生气通天论》曰"因于湿，首如裹，湿热不攘，大筋緛短，小筋弛长，緛短为拘，弛长为痿"。湿邪内侵经络关节，阻滞气机，阳气不能布达，故可见肢体困重、关节酸痛。由于"湿性黏滞"，故湿邪致病，往往都难快速尽除，常见病程较长，反复发作，缠绵难愈，《温病条辨·上焦篇》谓"其性氤氲黏腻，非若寒邪之一汗即解，温热之一凉即退，故难速已"，可见湿邪黏滞，难以清除，需要较长时间的调理。《素问·太阳阳明论》言"伤于湿者，下先受之"，因"湿性趋下，易袭阴位"，因此，感受湿邪，常常伤及人体下位。《灵枢·百病始生》同样也讲到："清湿袭虚，则病起于下。"

　　汪龙德主任医师认为，脾胃之病因脾"喜燥恶湿"的特点，故脾病大多因湿邪所致。无论是外感湿邪，还是脾虚生湿，都会阻滞中焦脾胃，从而引起脾胃运化功能失司，脾不升清，胃失降浊，故见痞塞不适、纳呆等症状的出现，如此一来，形成"湿困脾—脾虚生湿—湿再困脾"的恶性循环。《素问·至真要大论》提出："诸湿肿满，皆属于脾。"脾为后天之本，喜燥而恶湿；也为运化水液最重要的脏器，当湿邪侵犯机体时，治疗主以运脾健脾化湿为首要治则。汪龙德主任医师总结临床经验，所创制剂"平胃胶囊"便是从"健运中焦，治湿为重"入手的。全方共16味药，共奏燥湿健脾、疏肝理气、和胃止痛、化瘀消滞之功。湿邪阻滞体内，不能尽快除去，久居即会化热，成为湿热。如薛生白认为，"太阴内伤，湿饮停聚，客邪再至，内外相引，故病湿热"。其在《湿热论》中言，"湿热病，属阳明太阴经者居多"，认为湿热病应当首重中焦脾胃，盖阳明胃土属阳，太阴脾土属阴，素体太阴内伤挟湿者极易感受湿热之邪而发中焦湿热。中焦湿热证，是指由湿热蕴结中焦，脾胃运化失职，脾失健运、胃失和降而形成的证候。汪龙德主任医师认为，中焦湿热之病因当分外感内伤。外感者，湿热之邪也，其与内湿相合而发。内伤者，其一，嗜食肥甘厚腻，积湿生热；其二，肝气郁结，横犯脾胃，运化失职，致湿阻中焦，日久化热，便为湿热；其三，素体脾胃虚弱，水谷不化精微而反生湿浊，湿阻化热，而致中焦湿热，或脾胃虚寒，寒湿化热。治疗中焦湿热应以祛湿为主，清热为辅，使湿去热自孤，其病乃愈。集宣湿、燥湿、渗湿于一身者——三仁汤，是汪龙德主任医师临床分消湿热之首选方。他认为，中焦湿热多夹气夹痰夹瘀，故临证中多配伍柴胡、郁金、香附、川楝子等理气之品以调畅气机，丹参、乳香、没药等以活血化瘀；因白芷为风药，风可胜湿，其与对药藿香、佩兰、石菖蒲相合，芳香化湿，醒脾开胃。汪龙德主任医师亦强调辨治中焦湿热，以舌象为要，认为观舌质之淡与红可知热证之有无，察舌苔之厚薄、黄白可明湿邪之轻重及化热之程度。若舌质淡，苔白厚腻，则湿重；若舌质红，苔燥而少津，则热重；若舌质红，苔黄水滑，则湿热并重；再参以望、闻、问三诊，则心中明了。另外，临床治疗中，汪龙德主任医师强调畅达三焦在健运中焦中尤为重要。三焦之名，源于《黄帝内经》，其主司气化，是人体水液运行通道，《素问·灵兰秘典论》曰"三焦者，决渎之官，水道出焉"。湿为有形之邪，随气升降，无处不至，弥漫三焦，阻滞气机。汪龙德主任医师认为气化不利与三焦之阳气密切相关，若三焦之阳气微弱，犹如冬月日光，寒而不暖，则蒸腾气化不足，津液不归正化。而宣畅三焦者，当以小柴胡汤为先，方中柴胡为君，疏利少阳气机，不只在于胆，更在于三焦，因三焦主司全身气机；黄芩苦寒清郁火，姜半夏辛温化水饮，参草味甘配大枣，共助元气御外邪。是故全方应机立法，共奏疏利气机、扶正祛邪之功。振奋阳气者，温补三焦之阳气也，宜配伍淫羊藿、桂枝、干姜、吴茱萸等。

下篇　专病论治

本篇共六章，记载汪龙德主任医师对消化、循环、呼吸、血液、内分泌等系统常见病、多发病的诊治过程；辨证分型明确，用方遣药独到，临床疗效可观。

第六章　消化系统疾病

第一节　反流性食管炎

反流性食管炎（Reflux esophagitis，RE）是一种常见的消化系统疾病，主要临床表现为烧心、反流、食管区灼痛、嗳气、腹胀、咽喉不利、慢性咳嗽等，当胃、十二指肠内容物反流入食管时，导致食管黏膜出现炎症、糜烂甚至溃疡[1]。近年来，随着人们生活习惯和饮食结构的改变，社会压力和精神压力的增加，该病在我国的发病率逐年上升。RE若控制不佳，不仅会引起上消化道出血、食管狭窄，还会增加向Barrett食管、食管腺癌发展的风险，严重影响患者生命健康，并给患者带来沉重的经济负担和极大的精神压力[2]。

RE属于现代医学的命名，中医主要是根据疾病的症状来命名，因此，将本病归类于"吐酸""吞酸""嘈杂""胸痞""呕

---

〔1〕陈静、曹正民、徐蕾等：《中医药治疗反流性食管炎作用机制研究进展》，《中华中医药学刊》2022年第7期，第177-181页。

〔2〕刘亚婷、刘菊、苗嘉萌等：《旋覆代赭汤对反流性食管炎大鼠模型TLR4/NF-κB的影响》，《中国中西医结合杂志》2020年第1期，第80-84页。

逆"等范畴，治疗多以疏肝理气、和胃降逆为主[1]。如《素问·至真要大论》首次记载了"吐酸"一词："诸呕吐酸，暴注下迫，皆属于热"；《伤寒论·平脉法第二》也有"胃气有余，噫而吞酸"的记载；明代《医方考·吞酸门第三十》载述"吞酸，小疾也，然可暂而不可久。或以疾小而忽之，此不知其翻胃之渐也"；《景岳全书·嘈杂》对"嘈杂"进行了具体描述："嘈杂一证，或作或止，其为病也，则腹中空空，若无一物，似饥非饥，似辣非辣，似痛非痛，而胸膈懊侬，莫可名状，或得食而止，或食已而复嘈，或兼恶心，而渐见胃脘作痛"。古籍中对这些病症的描述与现代医学中反流性食管炎的各种症状和病情的发展变化十分相似，但是单一的病症名称不能涵盖反流性食管炎的所有临床特征。

一、病因病机

关于"RE"，古代医籍中对本病的观点各不相同，各有侧重：或有感受外感六淫邪气，侵袭脾胃，而致脾胃内伤，胃失和降，气逆于上；或有饮食不节，饥饱失常，喜食肥甘厚味，损伤脾胃，气机升降失常，胃热上逆吐酸；或有七情致病，忧思伤脾，恼怒伤肝，肝脾不调，横逆犯胃，升降失调，胃中酸腐之物停滞胃脘，无法正常传输，酸随胃气涌逆而吐酸；或有素体虚弱，脾胃纳运失司，水谷易于停滞中焦，气机不畅，胃气上逆。

《素问·至真要大论》言"诸逆冲上，皆属于火"，古人认为吐酸等症由内生火热之邪所致。《寿世保元·吞酸》载"湿热在

---

〔1〕胥文娟、汪龙德、牛媛媛等：《消化系统病证结合动物模型的研究进展及中医药靶点干预》，《中国实验方剂学杂志》2022年第19期，第258-266页。

胃口上，饮食入胃，被湿热郁遏，食不得化，故作吞酸"，言明湿热之邪氤氲中焦，阻碍运化，饮食停滞，气机升降失职，气逆于上，出现吞酸之症。《景岳全书·卷之二十一明集·杂证谟·吞酸》亦云"凡病吞酸者，多见饮食不快，自食有不快，必渐至中满、泄泻等证，岂非脾气不强，胃脘阳虚之病，而犹认为火，能无误乎？"，表明脾胃虚弱是本病的重要病因。无论是先天禀赋不足，亦或是后天脾胃受损而致脾胃虚弱，皆可因脾胃纳运不及，气机升降失常，胃失和降，而出现吐酸等症。《三因极一病证方论·醋咽证治》曰："夫中脘有饮噫嘈，有宿食则酸，食后噫醋吞酸，皆宿食证。"以上论述表明，饮食不节、偏嗜生冷及肥甘厚腻等不良饮食习惯均可导致脾胃运化功能失司，宿食停滞，中焦气机壅滞不通，浊气上逆而致吞酸、嘈杂等症。《素问·玄机原病式·六气为病·吐酸》曰"酸者，肝木之味，由火盛制金，不能平木，则肝木自甚故为酸也"，《临证备要·吞酸》曰"胃中泛酸，嘈杂有烧灼感，多因于肝气犯胃"，因此，若因情志不遂，导致肝郁气滞，横逆犯胃，胃失和降，胃气上逆，则可发为本病[1]。

　　杨春波国医大师认为，内生及外感的湿热之邪为本病的主要病因。脾胃受湿热之邪所困，气机升降失调，清气不升，浊气不降，胃气携胃酸上逆于食管，则出现反流、烧心等症状。湿热之邪交蒸，难以速解，因此本病多反复发作、缠绵难愈。湿热日久

〔1〕孙丽伟、吴建良、金娟等：《中西医结合治疗反流性食管炎疗效研究》，《中华中医药学刊》2018年第6期，第1511–1514页。

又会进一步损伤脾胃，导致脾胃虚弱，运化无力[1]。谢晶日教授认为，反流性食管炎的本质是本虚标实，其中"脾虚运化无力"为本，"浊气上逆、胃失和降"为标，肝失疏泄为关键诱因。若脾虚生化乏源，致贲门肌肉失养，食管括约肌关闭不利，则可出现反酸；若肝失条达，气机失疏，横逆犯胃，则致胃气上逆而出现反酸。治疗时兼顾健脾助运与疏肝泄热，以达到生肌和胃、降逆制酸的目的[2]。单兆伟教授认为，饮食不节、情志失调是本病的主要病因。肝郁脾虚、胃失和降为本病的基本病机[3]。

总结各家观点，本病病位在食管，涉及脾胃及肝；病因为感受外邪、饮食不节、情志不调、脾胃虚弱等；基本病机为胃失和降、气机上逆。

二、辨证论治

汪龙德主任医师认为，本病病位在食管，实与肝、脾、胃有关。情志不畅、饮食伤胃、感受外邪是其主要病因，同时与患者体质亦有关，主要病理因素有气虚、气滞、湿热、寒湿、瘀血等，各个病理因素之间相互影响。该病的病机关键在于脾胃升降失调，在诸脏腑之中与肝脏关系最为密切，情志因素为重要诱因。脾胃同居中焦，互为表里，纳运协调，升降相因，为人体气机之枢纽。从五行关系来说，肝与胆属木，脾与胃属土，《素

---

〔1〕郑榕、杨正宁、骆云丰：《国医大师杨春波辨治反流性食管炎的经验》，《时珍国医国药》2021年第2期，第473-475页。

〔2〕孙涛、谢晶日、张冰：《谢晶日运用"肝脾同调"治疗胃食管反流病经验探析》，《辽宁中医杂志》2022年第9期，第32-34页。

〔3〕王锦、徐艺、包能：《单兆伟运用透法辨治胃食管反流病经验撷菁》，《中国中医药信息杂志》2019年第4期，第121-123页。

问·宝命全形论》云"木得土而达","达"即"通达、畅达"之意,即谓肝木对脾胃土有疏通、畅达的作用,肝木畅达,则可促进脾胃土的受纳、生化作用。"肝之余气泄于胆",且足厥阴肝经挟胃属肝络胆,胆为中精之府,其依附于肝,胆胃同主饮食水谷的消化。肝随脾升,胆随胃降,肝升发之气制约胃气,以防胃降太过,胃通降之气约束肝气,防止肝升无度,则升降有序,通降得宜。肝胆与脾胃同属中焦,若肝主疏泄不及,肝郁气滞,常横逆犯脾胃,导致肝胃(脾)不和、胆胃不和,脾胃气机升降失调,脾气当升不升,胃气当降不降,反而上逆,侵及食管,因而出现反酸、嗳气、胸骨后烧灼感等症状。

1.肝胃郁热证

临床表现:烧心,反酸,伴胸骨后灼痛,双侧胁肋部及脘腹胀满,口干口苦,心烦易怒,嘈杂嗳气,舌红,苔黄,脉弦滑;治以疏肝泻热、和胃降逆,方选小柴胡汤合左金丸加减(柴胡12 g,黄芩12 g,党参15 g,姜半夏12 g,白芍12 g,黄连6 g,制吴茱萸3 g,香附12 g,川楝子10 g,生姜10 g,炙甘草6 g)。

方药分析:小柴胡汤的作用机理是寒温结合,升降协调,疏通三焦,上下畅达,且运用和法时,应减少柴胡的用量,以达到安肝的目的。现代药理研究表明,小柴胡汤具有抑制胃酸分泌、保护胃黏膜、调节肠道菌群、调节神经递质、提高免疫力等作用。同时,柴胡可以中和胃酸,从而改变胃内pH值,降低胃蛋白酶活性。左金丸清泻肝火的内在机制与调理中焦气机有关,张伯礼院士提到:"左金丸治肝火之功,是通过黄连之苦降、吴茱萸之辛开的复合作用,实质是通过调畅中焦气机而实现的。"辛开苦降是调理枢机之法,左金丸则为辛开苦降的代表方剂。方中黄连清心火，实则泻其子，使火热得清，同时使火不克金，恢复金气肃降之力，平肝木之旺；而吴茱萸辛温，疏肝散郁，黄连与吴茱萸相配，可使气滞得疏，逆气得降，郁热得解。药味虽少，但配伍精当，辨证施治，可使气机、寒热平衡恢复如常。临床研究表明，左金丸可以通过调节胃肠道自主神经功能而缓解 RE 患者的反酸、胸骨后灼痛等症状表现。网络药理学结果显示，左金丸主要是通过参与调控炎症反应、细胞增殖和凋亡等途径发挥作用治疗 RE。

2.胆热犯胃证

临床表现：烧心，脘腹胀痛，胸痛背痛，泛酸，嗳气或反食，心烦失眠，嘈杂易饥，口苦咽干，舌红，苔黄腻，脉弦滑；治以清热化湿、和胃利胆，方选黄连温胆汤加减（黄连6 g，陈皮12 g，姜半夏12 g，茯苓12 g，竹茹6 g，瓜蒌15 g，胆南星6 g，枳实15 g，紫苏梗15 g，旋覆花15 g〈包煎〉，代赭石30 g〈包煎〉，黄芩12 g，海螵蛸15 g，瓦楞子15 g〈先煎〉，浙贝母10 g，厚朴12 g）。

方药分析：RE 基本病机为脾胃虚损，胃气上逆，属本虚标实之证，以正虚为本，正越虚则邪越盛，亦常见热邪伴随疾病的发展，致病程迁延难愈，故临床将补益脾胃作为治疗本病的基础法则，清热化湿、和胃利胆作为 RE 的基本治疗原则，以黄连温胆汤为基础方辨证施治，随症灵活加减，临床中可取得确切的疗效。研究发现，黄连温胆汤可以发挥抑制胃酸分泌、促进胃肠动力、保护胃黏膜、抗炎、抗菌、调节人体免疫力等多重功效，与治疗 RE 的抑酸药、促胃动力药、黏膜保护剂的作用机制大致类似，且可以改善患者免疫力，尤其对于胆热犯胃型 RE 患者临床症状及内镜下黏膜愈合的改善具有显著疗效。

3.中虚气逆证

临床表现：泛酸或泛吐清涎，神疲乏力，胃脘隐痛，痞满不适，纳呆，嗳气或反食，大便稀溏，舌淡红，舌苔腻或白厚，脉弦滑；治以疏肝健脾、温中和胃，方选旋覆代赭汤加减（旋覆花15 g〈包煎〉，代赭石30 g〈包煎〉，党参15 g，生姜10 g，紫苏梗12 g，厚朴12 g，陈皮12 g，姜半夏12 g，炙甘草6 g）。

加减化裁：脾虚气滞者，可酌加香附、川楝子、郁金等疏肝解郁、调畅气机；肝郁化火者，加栀子、牡丹皮、黄连等清泄肝火；脾虚湿盛者，加白芷、藿香、佩兰、石菖蒲、葛根芳香化湿之品，湿去则脾健；脾虚食滞者，常用鸡内金、山楂、麦芽消食化积；烧心、反酸者，加海螵蛸、煅瓦楞子、浙贝母抑酸和胃。

4.气郁痰阻证

临床表现：喉中不适如有痰梗，胸膺不适，嗳气或反食，吞咽困难，声音嘶哑，呛咳，舌淡红，苔白腻，脉弦滑；治以开郁化痰、降气和胃，方选半夏厚朴汤加减（姜半夏12 g，厚朴12 g，茯苓12 g，生姜10 g，枳壳15 g，川楝子10 g，香附12 g，紫苏梗12 g，旋覆花15 g〈包煎〉，代赭石30 g〈包煎〉）。

方药分析：半夏厚朴汤及其方药对RE的镇吐作用已经较多研究证实，如半夏厚朴汤可通过升高血清中表皮细胞生长因子的含量、降低促胃液素的含量来实现对RE的治疗作用，亦可通过影响血清中的促胃动素、超氧化物歧化酶、丙二醛等物质的分泌，促进胃排空，改善炎症反应，减少反流。经研究证实，半夏厚朴汤能够下调过氧化物酶体增殖物，激活受体及缺氧诱导因子-1α表达，改善食管黏膜炎症状态下缺氧微环境变化，缓解RE临床症状。

三、病案举隅

翟某某，女，47岁。

初诊：2021年9月17日（白露），反酸烧心3月。患者诉3月前因进食辛辣之品后出现反酸烧心，伴后背胀痛，嗳气不止，纳呆，口干口苦，入睡困难，二便调，舌红，苔黄腻，脉滑数。2021年7月8日于白银市中心医院查腹部彩超示：1.肝囊肿；2.胆囊壁毛糙。2021年9月10日查胃镜示：慢性萎缩性胃炎伴胆汁反流。西医诊断：1.反流性食管炎；2.慢性萎缩性胃炎；3.肝囊肿；4.慢性胆囊炎。

中医诊断：吐酸，证属胆热犯胃，痰气交阻；治以利胆和胃，降气化痰，方用黄连温胆汤合旋覆代赭汤加味。处方如下：黄连6 g、陈皮12 g、姜半夏12 g、茯苓12 g、麸炒枳实15 g、竹茹6 g、胆南星6 g、旋覆花15 g〈包煎〉、代赭石30 g〈包煎〉、紫苏梗12 g、海螵蛸15 g、浙贝母10 g、煅瓦楞子15 g〈先煎〉、黄芩12 g、瓜蒌15 g、厚朴12 g。共7剂，水煎服，一日1剂，一日3次，餐后1小时口服。二诊：2021年10月16日（寒露），诸症好转，稍有反酸嗳气，上方加金银花12 g、蒲公英12 g。继服7剂，煎服方法同前。

【按】《灵枢·四时气》曰："善呕，呕有苦，长太息，心中憺憺，恐人将捕之。邪在胆，逆在胃，胆液泄则口苦，胃气逆则呕苦，故曰呕胆。"[1]《症因脉治·呕吐酸水》言："呕吐酸水之

[1] 田代华、刘更生整理《灵枢经》，人民卫生出版社，2005，第56页。

因，恼怒忧郁，伤肝胆之气，木能生火，乘胃克脾，则饮食不能消化，停积于胃，遂成酸水浸淫之息矣。"《黄帝素问直解》谓："呕吐酸水，暴注下迫，乃胆足少阳之病。"汪龙德主任医师临证中强调本病病机多属胆热犯胃、痰气交阻，胆火不藏，致胆汁排泄异常，随胃气上逆而发反酸之症，又因脾胃不和，腐熟运化无权，致痰饮内生，痰浊阻滞气机，则嗳气不止，故治疗当以利胆和胃、降气化痰为先，方用黄连温胆汤合旋覆代赭汤加味。

黄连温胆汤初见于清代陆廷珍《六因条辨》，由《三因极一病证方论》之温胆汤去大枣加黄连一药化裁得来。《六因条辨》载："伤暑汗出，身不大热，而舌黄腻，烦闷欲呕，此邪踞肺胃……宜用黄连温胆汤。"[1]黄连苦寒降泄，善清中焦湿热，湿热清则胃气降而其气自和，为君药。半夏味辛性温，燥湿化痰，降逆止呕，消痞散结；竹茹除烦止呕，清胆和胃，与半夏相伍，一温一凉，相辅相成；陈皮、枳实理气化痰，助半夏、竹茹利胆和胃、降逆化痰，共为臣药。茯苓健脾渗湿，杜绝生痰之源；生姜调理脾胃，温中止呕，共为佐药。甘草益气和中，调和诸药，为使药。诸药配伍，共奏利胆和胃、理气化痰之效。

旋覆代赭汤出自《伤寒论·辨太阳病脉证并治下》第161条："伤寒发汗，若吐若下，解后心下痞硬，噫气不除者，旋覆代赭汤主之。"[2]旋覆花性温，功善消痰下气，降逆止嗳，为君药。代赭石质重，有镇肝降逆之能，可治胃气上逆形成的胆汁反流；生姜、半夏祛痰化饮、和胃降逆，共为臣药。炙甘草、人参、大枣

---

〔1〕清·陆廷珍：《六因条辨》，人民卫生出版社，2008，第103-105页。

〔2〕汉·张仲景述，钱超尘、郝万山整理《伤寒论》，人民卫生出版社，2005，第62页。

补益脾胃，扶正祛邪，共为佐使。诸药合和，共奏涤痰化饮、镇肝降逆、调补脾胃之效。现代药理学研究证明，旋覆代赭汤可明显改善食管黏膜组织的炎症反应，调节食管括约肌舒缩功能，具有明显促进胃动力及镇吐作用，从而达到有效治疗反流性食管炎的目的[1]。

本方中胆南星与瓜蒌相合，增强清热化痰之功；对药海螵蛸、浙贝母、瓦楞子制酸和胃，可有效减少胃酸分泌；厚朴、紫苏梗两药相合，助旋覆代赭汤降逆止嗳；黄芩、黄连与姜半夏相伍，合"半夏泻心汤"之意，辛开苦降，畅达中焦气机。二诊时病情好转，加金银花、蒲公英清热解毒，消痈散结。《本草新编》载："蒲公英亦泻胃火之药，但其气甚平，既能泻火，又不损土，可以长服久服而无碍，凡系阳明之火起者，俱可大剂服之，火退而胃气自生。"

第二节 食管恶性肿瘤

食管恶性肿瘤是较为常见的上消化道恶性肿瘤，临床以胸骨后不适，压迫感或疼痛感，进行性吞咽困难，伴食物反流、呕吐、消瘦、疲乏等为主要症状表现。食管恶性肿瘤大致属中医学"噎膈"病范畴，也称"膈噎""噎塞"等。噎是由痰气阻于上而迎逆于咽喉之间，原能纳谷而喉中梗塞，水饮不行，食物难下；膈是由血液槁于中而迎逆于胸膈之间，胃脘窄隘，食下拒痛，全不纳谷。《素问·通评虚实论》云："膈塞闭绝，上下不通，则暴

---

[1] 袁红霞、杨幼新、贾瑞明：《旋覆代赭汤对反流性食管炎模型大鼠神经递质合成酶活力的影响》，《辽宁中医杂志》2012年第8期，第1439页。

忧之病也。"《素问·至真要大论》云："厥阴之胜……胃脘当心而痛，上支两胁……甚则呕吐，膈咽不通。"《素问·阴阳别论》曰："三阳结，谓之膈。"《素问·至真要大论》曰："饮食不下，噎膈不通，食则呕。"

一、病因病机

本病的发生与七情内伤、饮食不节、痰瘀阻膈、劳倦内伤等因素均相关。《素问·六元正纪大论》曰："木郁之发民病胃酸当心而痛……膈咽不通，食饮不下。"清代李用粹《证治汇补·噎膈》云："膈有拒格意，因忧郁失志，及膏粱厚味，醇酒淫欲而动脾胃肝肾之火，致令血液衰耗，胃脘枯槁，气郁成火，液凝为痰，痰火固结，妨碍道路，饮食难进，噎膈所由成也。"《素问·举痛论》云："血泣不得注于大经，血气稽留不得行，故宿昔而积成矣……若瘀血停滞于食道，妨碍饮食，可致噎膈。"明代王肯堂《证治准绳·杂病》论述到："食物下咽，屈曲自膈而下，梗湿作微痛，多是瘀血。"叶天士《临证指南医案·卷四·噎膈反胃》云："此高年阳气结于上，阴液衰于下，为关格之渐。当开痞通阳议治。"其病变部位在胃，又与肝、脾、肾密切相关，肝、脾、肾功能失调，导致气、血、痰互结，津枯血燥则是噎嗝食管狭窄、干涩不畅的基本病机。

二、辨证论治

本病多与七情内伤、饮食失调、年迈体虚等因素密切相关，各种原因导致气、痰、瘀阻滞食道，初起气郁痰阻，久则瘀血内停，辨证治疗时应重视通利，升降气机，攻补兼施。治疗上，汪龙德主任医师尤其重视气滞痰凝、血瘀阻滞的病机关键，主张攻补兼施，辨病与辨证相结合，明辨虚实、分清标本。

1.瘀血阻膈证

临床表现：饮食梗阻难下，食不能下，甚或呕出物如赤豆汁，或便血，胸膈疼痛，固定不移，面色晦暗，肌肤甲错，形体羸瘦，舌质紫暗，脉细涩。治以活血化瘀、解毒散结，方选通幽汤加味（生地黄15 g，熟地黄15 g，当归12 g，炒桃仁10 g，红花6 g，升麻12 g，炙甘草6 g，黄芪30 g，厚朴12 g，紫苏梗12 g，海螵蛸15 g，煅瓦楞子15 g〈先煎〉，白花蛇舌草30 g，半枝莲30 g，三棱10 g，莪术10 g）。

方药分析：方中生地黄清热凉血，养阴生津，为君药；桃仁润肠通便，配伍红花以破结行瘀，共为臣药；佐以熟地黄滋阴生津，当归养血活血，升麻清热解毒，升清阳，有欲降先升之妙；黄芪善补中州，使祛邪而不伤正；厚朴、紫苏梗行气除满；海螵蛸、煅瓦楞子制酸和胃；大剂白花蛇舌草、半枝莲清热解毒；三棱、莪术增强破血行气之力。现代研究表明，三棱的化学成分主要有挥发油类、有机酸类、甾体类、黄酮类和苯丙素类等，具有抗肿瘤作用[1]；莪术的抗肿瘤机制主要有抑制癌基因、激活抑癌基因及其蛋白的表达、抑制肿瘤细胞的增殖、促进肿瘤细胞的凋亡等。炙甘草益气补中，调和诸药。

2.脾气虚弱证

临床表现：吞咽受阻，饮食不下，面色白，形寒气短，精神疲惫，腹胀便溏，舌质淡，苔白，脉细弱。脾阳虚衰，湿浊内盛，中土不运，使肺胃气逆，浊气郁塞不纳；脾肝气陷，清气涩结不出；肺壅胃逆兼有肝木克土，使肺无下行之路，气滞血瘀，

---

〔1〕董学、姚庆强：《中药三棱的化学成分及药理研究进展》，《齐鲁药事》2005年第10期，第612–614页。

痰涎滞塞于胸膈，故食噎不下。治以健脾益气、清热解毒，方选补中益气汤加味（太子参30 g，海螵蛸15 g，白花蛇舌草30 g，淫羊藿15 g，黄芪30 g，浙贝母10 g，半枝莲15 g，白及3 g，柴胡12 g，瓦楞子15 g〈先煎〉，丹参15 g，升麻15 g，延胡索15 g，补骨脂15 g）。

方药分析：方中黄芪、太子参健脾益气，柴胡、升麻升阳举陷，丹参、延胡索行气活血止痛，海螵蛸、瓦楞子、浙贝母抑酸和胃，白花蛇舌草、半枝莲清热解毒。现代研究表明，白花蛇舌草中蒽醌类、黄酮类、萜类及甾体类化合物可通过调节免疫功能、抑制血管和淋巴管生成、诱导肿瘤细胞凋亡、调控相关信号通路、抗氧化等途径发挥抗肿瘤作用[1]。补骨脂可温脾助阳。诸药合用，共奏健脾益气、清热解毒之效。

三、病案举隅

〖病案1〗

丁某，男，54岁。

初诊：2021年9月18日（白露），吞咽困难，伴胃脘部胀满不适9余。患者诉2020年12月于甘肃省中医院行食管癌手术，病检示：食管溃疡性鳞状细胞癌（中-低分化）；查胃镜示：慢性萎缩性胃炎伴胆汁反流。刻下见吞咽困难，胃脘部胀满不适，伴反酸烧心，嗳气频作，口干口苦，心悸，胸闷，气短，消瘦，纳食可，眠可，便溏，舌红，苔白厚腻，脉弦滑。既往高血压、糖尿病病史，规律口服阿卡波糖片，血糖控制良好。西医诊断：1.食管恶性肿瘤［术后］；2.慢性萎缩性胃炎伴胆汁反流。

〔1〕王骁、范焕芳、李德辉等：《白花蛇舌草的抗癌作用研究进展》，《中国药房》2019年第10期，第1428-1431页。

中医诊断：噎膈，证属肝胃不和；治以疏肝理气、运脾化湿，方用自拟"小柴平汤"加味。处方如下：柴胡12 g，黄芩12 g，姜半夏12 g，党参15 g，苍术15 g，陈皮15 g，厚朴12 g，海螵蛸15 g，瓦楞子15 g〈先煎〉，浙贝母10 g，藿香12 g，佩兰15 g，石菖蒲20 g，白芷10 g。共7剂，水煎服，一日1剂，一日3次，餐后1小时口服。二诊：2021年9月25日（秋分），胃脘部胀满明显缓解，仍觉吞咽困难、嗳气、口干。上方去党参，加太子参15 g、黄连6 g、旋覆花15 g〈包煎〉、代赭石15 g〈包煎〉、紫苏梗12 g。继服7剂，煎服方法同前。三诊：2021年10月8日（寒露），诸症明显减轻，上方去瓦楞子、浙贝母，加葛根12 g。继服7剂，煎服方法同前。1个月后随访，症状基本消失。

【按】《素问·举痛论》曰"怒则气逆，思则心有所存……故气结矣"，又《脾胃论》言"因喜怒忧恐，损伤元气，资助心火，心火与元气不两位，火胜则乘其土位，此所以也"[1]，认为七情过极可致气机逆乱。《临证指南医案》载"肝为起病之源，胃为传病之所"，"肝病必犯土，是侮其所胜也，本脏现症"，[2]《素问·六元正纪大论》云"太阴所至，为积饮否隔"，肝主疏泄，调畅气机，可助脾胃气机运转。若肝郁不疏，易横逆犯胃，木气乘土，致脾失健运，气机逆乱，痰湿内生，升降失调，发为本病，故治疗以疏肝理气、运脾化湿为主，方用自拟"小柴平汤"加味，即小柴胡汤合平胃散。小柴胡汤出自《伤寒论·辨太阳病脉证并治中》第96条："伤寒五六日，中风，往来寒热，胸胁苦满，默默不欲饮食，心烦喜呕，或胸中烦而不呕，或渴，或腹中

〔1〕田代华整理《黄帝内经·素问》，人民卫生出版社，2005，第78页。
〔2〕苏礼整理《临证指南医案》，人民卫生出版社，2006，第123页。

痛，或胁下痞硬，或心下悸，小便不利，或不渴，身有微热，或咳者，小柴胡汤主之。"[1]柴胡为君，疏利少阳气机，不只在于胆，更在于三焦，因三焦主司全身气机；黄芩苦寒清郁火，半夏辛温化水饮，参草味甘配大枣，共助元气御外邪。平胃散由苍术、厚朴、陈皮、甘草组成，生姜、大枣为引，经历史淘沙，被誉为经典之方，历代医家创造的许多芳香化湿方剂都是在此基础上化裁而成，长期临床疗效确切[2]。方中对药海螵蛸、瓦楞子、浙贝母制酸和胃，藿香、佩兰、石菖蒲、白芷芳香醒脾化湿。二诊患者仍嗳气、口干，故加旋覆花、代赭石、紫苏梗和胃降逆止嗳，太子参以益气养阴、生津止渴；黄连与姜半夏、黄芩相伍，合"半夏泻心汤"之意，辛开苦降，消痞除满。三诊诸症明显减轻，上方去瓦楞子、浙贝母，《本草经解》载"葛根主消渴，升腾胃气，气上则津液生"，故加葛根以生津止渴，继服以巩固疗效。

〖病案2〗

张某某，女，72岁。

初诊：2021年6月8日（芒种），胸骨阻塞伴胃脘部胀满不适8天。患者两年前出现胃脘疼痛，以餐前疼痛为主，查胃镜示：高位胃体巨大溃疡。病理示：中度慢性萎缩性胃炎伴肠化，腺体高位腺癌，于2009年3月3日行胃癌根治术，术后一般情况尚可。患者于2021年5月30日进食后出现剑突下疼痛，伴胸骨阻塞感，

[1]汉·张仲景述，钱超尘、郝万山整理《伤寒论》，人民卫生出版社，2005，第46页。

[2]罗玉熙：《平胃散治疗湿困脾胃证大鼠的作用机制初探》，硕士学位论文，成都中医药大学，2007。

呕吐胃内容物夹有白色粘液,查胃镜示:吻合口炎。胃全切除术后,病理示:黏膜重度慢性炎症。刻下症见:胃癌术后两年半,胃大部切除,吻合口炎症,胸骨后有阻塞感,饮食难下,心烦口干,胃脘灼热,五心烦热,形体消瘦,二便正常,舌光红无苔,脉沉细数。西医诊断:1.胃癌〔术后〕;2.慢性萎缩性胃炎伴肠化。

中医诊断:噎膈,证属津亏热结;治以滋阴清热、润燥降逆,方用沙参麦冬汤加味。处方如下:沙参15 g,石斛20 g,玉竹20 g,麦冬20 g,桃仁10 g,当归10 g,甘草3 g,王不留行10 g,通草5 g,半夏10 g,茯苓20 g,泽泻20 g,薏苡仁30 g,麦芽30 g。共7剂,水煎服,一日1剂,一日3次,餐后1小时口服。二诊:2021年6月15日(芒种),胸骨后阻塞感稍有缓解,心烦口干、五心烦热明显缓解,仍胃脘灼热,二便正常,舌光红无苔,脉细数。继服14剂,煎服方法同前。1个月后随访,患者诸症明显好转。

【按】患者胃癌根治术后,张锡纯谓此症"由中气衰惫,不能撑悬于内,则贲门缩小,以及幽门小肠皆为之紧缩。观膈症之病剧者,固因液短,实矣细也",胃存枯槁,饮食难下,食后呕吐,是为噎膈之证。方中选用沙参、石斛、玉竹、麦冬加强滋阴之功;桃仁、当归活血化瘀;通草、王不留行通幽和胃;半夏、茯苓、泽泻降逆行水,以减轻梗阻部位充血水肿;与王不留行、通草合用以降逆;薏苡仁清胃散结;麦芽健运开胃;甘草调和诸药。现代药理研究证实,沙参麦冬汤有抗炎、调节机体免疫力、保护胃黏膜、抗氧化、抗肿瘤等作用[1]。沙参麦冬汤临床运用范围较广，主要被应用于肿瘤患者术后或放化疗后等疾病。

第三节 慢性非萎缩性胃炎

慢性非萎缩性胃炎（Chronic non-atrophic gastritis，CNAG）是在致病因素作用下胃黏膜发生慢性非萎缩性的炎症性病变，以胃黏膜为淋巴细胞和浆细胞浸润为主，或伴有糜烂、出血及胆汁反流[2]。中华医学会消化内镜学分会一项横断面调查结果显示，在内镜诊断的各型慢性胃炎中以慢性非萎缩性胃炎最为常见，占调查人数的49.4%[3]。本病缺乏特异性症状，多数患者无明显自觉症状，部分患者可出现不规则上腹痛、早饱、嘈杂、反酸、嗳气等症状，病程日久可见乏力等全身症状，但一般多无规律性[4]。西医诊断以胃黏膜形态的改变以及胃黏膜活检的病理诊断为根据，内镜下可见黏膜红斑、黏膜出血点或斑块、黏膜粗糙伴

〔1〕高尚、李巾、黄费炳：《沙参麦冬汤的药理作用和临床应用研究进展》，《中医药导报》2020年第26期，第115-118页。

〔2〕中国中西医结合学会消化系统疾病专业委员会：《慢性非萎缩性胃炎中西医结合诊疗共识意见（2017年）》，《中国中西医结合消化杂志》2018年第1期，第121-131页。

〔3〕Du Y，Bai Y，Xie P，et al，"Chinese Chronic Gastritis Research group. Chronic gastritis in China:a national multi-center survey ，" *BMC Gastroenterol* 14（2014）:21.

〔4〕房静远、刘文忠、李兆申：《中国慢性胃炎共识意见（2012年，上海）》，《中国医学前沿杂志》2013年第7期，第44-55页。

或不伴水肿、充血渗出等基本表现，或同时存在糜烂、出血或胆汁反流等征象。[1]CNAG患者症状的严重程度与内镜所见和组织病理学分级无明显相关性[2]，病因多与自身免疫、Hp感染、胆汁反流（十二指肠液反流）、精神等因素有关，故现代医学多以保护胃黏膜、抑酸、除Hp治疗为主。

CNAG中医学当属"胃痛""痞满""嘈杂"等范畴。"胃痞病"首见于《黄帝内经》，《素问·太阴阳明论》言"阳道实，阴道虚，饮食不节，起居不时者，阴受之。阴受之则入五脏，入五脏则胀满闭塞"，《素问·五常政大论》云"备化之纪……其令湿，其藏脾……其病否"。CNAG临床以腹痛、早饱、嘈杂、反酸、嗳气等为主要表现，古籍记载本病多有胃脘部胀满不适之症，《诸病源候论·诸痞候》曰"痞者，塞也。言脏腑痞塞不宣通也"，《三因极一方论》曰"饮食劳逸，脏气不平，痞膈于中"。《素问·六元正纪大论篇》指出本病可见脘腹部疼痛症状，"木郁之发……民病胃脘当心而痛"；《杂病源流犀浊·肿胀源流》指出本病病位在"心下"，"痞满，痞病也，本有脾气虚及气郁不能运行，心下痞塞填满"。

---

〔1〕中华中医药学会脾胃病分会：《消化系统常见病慢性非萎缩性胃炎中医诊疗指南（基层医生版）》，《中华中医药杂志》2019年第8期，第3613-3618页。

〔2〕REDEEN S, PETERSSON F, JONSSON KA, et al, "Relationship of gastroscopic features to histolo gical findin gs in gastritis and helicobacter pylori infection in a general population sample," *Endoscopy: Journal for Clinical Use Biopsy and Technique*, no.35(2003):946-950.

一、病因病机

CNAG 的发生主要由外邪内侵、内伤饮食、情志失调、脾胃素虚等因素引起，导致中焦气机郁滞，脾失健运，胃失和降，胃络失于荣养。外感六淫之邪，陷于中焦，卫行不畅，阻滞气机，中焦升降失司，则见上腹部胀满、疼痛等症，《伤寒论·辨太阳病脉证并治下》云"脉浮而紧，而复下之，紧反入里，则作痞，按之自濡，但气痞耳"，《素问·举痛论》言"寒气客于肠胃之间，膜原之下，血不能散，小络急引，故痛"。饮食失宜，恣足口欲，无以节制，胜脾胃运化之能，宿食积滞，气机停滞，聚湿生痰，郁久化热，湿热相合，共克脾胃，阻滞气机，中焦升降失司，则病证由生，《素问·痹论》中有"饮食自倍，肠胃乃伤"，《兰室秘藏·中满腹胀》云"或多食寒凉及脾胃久虚之人，胃中寒则胀满"，"亦有膏粱之人，湿热郁于内而成胀满者"。情志不遂，怒气伤肝，失于疏泄，横逆犯胃，则升降失常，或忧思伤脾，气机不畅，胃失和降，则运化失司，若久病入络，凝痰聚瘀，病更难愈，《沈氏尊生书·胃痛》言："胃痛，邪干胃脘病也……惟肝气相乘为尤甚，以木性暴，且正克也"。素体脾胃气虚，脾阳不足，运化无常，气机失调，脾胃失于濡养，则成虚，便有胃痛、痞满之症，《普济方·虚劳心腹痞满》云"夫虚劳之人，气弱血虚，荣卫不足，复为寒邪所乘，食饮入胃，不能消化，停积于内，故中气痞塞，胃胀不通，故心腹痞满也"。

CNAG 发于胃，与肝、脾密切相关，其病机无外乎六淫外感，入里伤中，《兰室秘藏·中满腹胀论》云"风寒有余之邪，自表传里，寒变为热，而作胃实腹满"；饮食不节，内损脾胃，《脾胃论·饮食伤脾论》言"饮食劳倦则伤脾……胃既伤，则饮食不化……心腹痞满"；情志不畅，升降失司，《类证治裁》云"暴怒损伤，气逆而痞"；正虚不复，运化无权，《杂病源流犀浊》曰"痞满，痞病也，本有脾气虚及气郁不能运行，心下痞塞填满"。CNAG当分虚、实论治，张景岳曾于《景岳全书·痞满》中言："痞者，痞塞不开之谓；满者，胀满不行之谓，盖满则近胀，而痞则不必胀也。所以痞满一证，大有疑辨，则在虚实二字。凡有邪有滞而痞者，实痞也；无邪无滞而痞者，虚痞也。实痞者可散可消；虚痞者非大加温补不可。"本病初起多为实，内生痰湿，困阻脾胃；湿热相合，耗损于内；食积气滞，运化失司；肝气不舒，横逆犯胃。病程日久，易由实转虚，呈虚实夹杂之象，脾胃虚弱，无以抗邪，故多有迁延之势，而脾胃气虚，升降失职，气行不畅，血运不通，瘀滞相合，则生吐血、便血之变。

二、辨证论治

CNAG是消化系统常见病，亦是中医药临床优势病种之一。中医药注重总体辨证，内外兼治，以其独特的辨证思维和随症加减的治疗原则，在治疗CNAG方面突显出较好疗效，且易被患者接受。若胸脘痞满、不思饮食、肢体沉重，多因湿热中阻于内，施以三仁汤治之；若胃痛胁满，嗳气，吞酸，此为肝郁气滞，横逆犯胃所致，当予柴胡疏肝散合平胃散；若胸胁痞闷，纳呆腹泻，多由脾虚生寒、痰饮内阻所致，方选苓桂术甘汤；若胃脘疼痛，烦躁易怒，泛酸口苦，多因肝气郁结于内、化火传胃所致，方用左金丸；若胃脘胀痛，痛处灼热感，口渴恶心，多食善饥，多为胃内积热伤津，以金铃子散合大黄黄连泻心汤治之。

1.湿热中阻证

本证由湿热相合，阻于中焦所致。《医林绳墨·湿热方论》

曰："湿热者，因湿而生其热也，脾土之为病也。何也？脾属土，而土尝克水。湿者，水之象也，郁于中宫，化而为热，故曰湿热。"恣足于口腹之欲，喜食肥甘厚腻，辛辣不忌，寒热无度，则蕴湿生热，脾伤胃碍，气机壅于中焦，水湿滞于中焦，郁久化热，湿热之邪久壅于内，则见脘闷不舒、疼痛不适等症状。脾虚无以运化，生湿助热，湿热困脾，脾胃无以调升降、主运化、分清浊；宿食积于胃中，则见纳呆、痞满等症状。本证乃虚实夹杂，脾虚兼有湿热，中医学谓"证同治亦同"，故治疗当以清热祛湿为要，更加以健脾之品，若湿热日久，恐生瘀滞，故稍加活血行气之药，方选三仁汤加减。三仁汤首见于《温病条辨》，由清代温病学家吴鞠通依据叶天士《临证指南医案》创立。方中滑石甘淡而寒，清湿热，利水湿，为君。"三仁"共为臣药，其中杏仁性温，入肺，宣发疏通肺气，气化则湿化；豆蔻辛温，化湿行气而宽中，畅中焦之脾气以助祛湿；薏苡仁味甘，能补气健脾，味淡，可利水渗湿。通草、竹叶甘淡而寒，可引热下降而利小便，共助君药清热利湿；半夏、厚朴辛温，可燥化湿邪，行气和胃，助君臣理气化湿，四药共为佐药。诸药相合，湿热可上下分消，气行则湿化，脾健则湿去，道通则水利。

2.肝胃不和证

肝属木，脾属土，《素问·六微旨大论》曰"亢则害，承乃制，制则生化"，五行间相互制约，相互化生。肝木或郁结，或亢盛，克制脾土，则脾土易衰，呈"木旺乘土"之象。肝主疏泄，调畅气机，协气机升降有序，助脾胃之升降如常，促脾之运化有权；脾主运化，脾健则气血得化，后天得养，可充肝血，养肝气，滋疏泄。若肝气郁结，失于疏泄，气机不调，升降失常，脾失健运，则见脘腹胀闷、胸闷纳呆、嗳气、泄泻等症。

汪龙德主任医师认为，治当疏肝理气，条畅气机，兼以健脾和胃，临证多以柴胡疏肝散合平胃散化裁。柴胡辛散，入肝胆，可调畅肝气以解郁滞；香附辛苦，入肝则解郁止痛，入脾则行气宽中；《本草汇言》言川芎为"血中气药"，可辛温通脉，行气通滞，畅达气血；陈皮健脾，兼可行气，醋制则畅行肝气之功尤增；枳壳宽中行滞，理气消胀；白芍味酸，可益肝血，敛肝阴，合柴胡则可养肝体，利肝用；苍术辛温，燥湿运脾；厚朴辛散，理气消痞；甘草可调和药性。诸药相合，肝脾兼顾，气血同治。

3.脾胃虚寒证

本证多由素体脾虚或饮食不节所致。《杂病源流犀烛》曰："胃痛……虚则著而为病。"《医学正传·胃脘痛》言"致病之由，多由纵恣口腹，复餐寒凉生冷，朝伤暮损，日积月深，故胃脘疼痛"，或因过食生冷，伤及脾胃中阳；或由久病不愈、劳倦太过、年老体虚，致脾胃受损，脾胃虚弱。脾居中州，司运化，若脾阳不足，气机无以升降，运化失权，健运失常，则水湿内停，水滞中焦，津液无以输布，胃失濡养，精微无以化气生阳，终致寒从内生，成脾胃虚寒之证。治宜温阳化饮，健脾利湿，多以苓桂术甘汤化裁。苓桂术甘汤出自《伤寒论》。《伤寒论》曰："伤寒，若吐，若下后，心下逆满，气上冲胸，起则头眩，脉沉紧，发汗则动经，身为振振摇者，茯苓桂枝白术甘草汤主之。"方中茯苓甘平，可淡渗利水，消已聚之水湿，为君药。桂枝辛散温通，可扶脾、助阳、化气，为臣药。君臣相配，温阳化气。"治病求本"，故佐之以白术，补气健脾，燥湿利水，与君药相伍，扶正祛邪，健脾祛湿。炙甘草为佐使，合白术，益气健脾，以制水；

配桂枝，辛甘化阳，以补中，并有调和诸药之功。诸药合用，宣上、畅中、渗下，使湿热之邪从上、中、下三焦分消，共奏宣畅气机、清利湿热之功。

4.肝胃郁热证

本证多由肝郁化热，横逆犯胃所致。叶天士云："肝郁不舒，味酸脘闷，木火郁于中焦，脘痛嘈杂。"肝为风木之脏，喜条达而恶抑郁，《读医随笔》曰"肝之性，喜升而恶降，喜散而恶敛"，《内经博议》言"（肝）以木为德，故其体柔和而升，以象应春，以条达为性……其性疏泄而不能屈抑"。平素情志不节，或急躁易怒，或忧思抑郁，则肝气不舒，失于条达，郁结于内，久则化热。《临证指南医案》曰"肝为起病之源，胃为传病之所"，《血证论·脏腑病机论》言"木之性主乎疏泄。食气入胃，全赖肝木之气以疏泄之，则水谷乃化。设肝不能疏泄水谷，渗泄中满之证在所难免"，肝之郁热下传，横克脾胃，肝失疏泄，脾失运化，胃失和降，终成中焦郁热之证。治疗当清泻肝火、和胃降逆，多以左金丸化裁。左金丸出自《丹溪心法·火六》，其曰："左金丸，治肝火。一名回令丸，黄连六两，吴茱萸一两或半两，上为末，水丸或蒸饼丸，白汤下五十丸。"黄连清热燥湿，《本草备要》言"入心泻火，镇肝凉血，燥湿开郁，解渴除烦，益肝胆，浓肠胃，消心瘀，止盗汗"；吴茱萸入脾、胃、肝经，辛散苦泄，可疏肝解郁，制酸止痛，《本草纲目》曰"茱萸辛热，能散能温；苦热，能燥能坚。故所治之证，皆取其散寒温中、燥湿解郁之功而已"。两药相合，寒热平调，疏清并行，泻肝火，降胃气，肝胃相合，诸症自愈。若郁热偏盛，则酌加栀子、柴胡等；若胃气上逆，则加旋覆花、代赭石、紫苏梗。

5.胃火炽盛证

《素问·宣明五气篇》有言之："胃本多气多血，其火最盛"，胃乃阳明燥土，多气多血，感邪以燥热为多，或有外感，或由内伤，感邪于胃，积于胃肠，久则化热，胃中火热壅滞，则见此证。《脾胃论·脾胃虚实传变论》曰："元气之充足，皆由脾胃之气无所伤，而后能滋养元气。若胃气之本弱，饮食自倍，则脾胃之气既伤，而元气亦不能充，而诸病之所由生也。"如今之人，饮食多喜辛辣刺激之品，嗜食肥甘厚腻之物；起居多也不安寝，喜久坐久卧；情志多由压力大，而情志不畅，肝气郁结；如此日久则脾伤胃损。治以金铃子散，疏肝泄热。《绛雪园古方选注》："金铃子散，一泄气分之热，一行血分之滞。"金铃子苦寒，泻肝火，疏肝气；延胡索苦辛性温，行气活血，兼有止痛之能。大黄黄连泻心汤，泻火燥湿，三黄并用。唐容川言："方名泻心，实则泻胃，胃气下泄，则心火有所消导，而胃中之热气，亦不上壅，斯气顺而血不逆矣。"黄芩、黄连苦寒，清热泻火，清中上二焦之热；大黄苦寒，清热泻火，泻下通便，导热下行，给邪以出路，以祛邪外出。两方合用，以泻代清。

三、病案举隅

〖病案1〗

王某，男，55岁。

初诊：2020年8月11日（立秋），胃脘部胀满不适1月余。患者诉胃脘部胀满不适，饱食后尤甚，伴口干口苦，纳呆，大便黏腻不爽，小便色黄，舌红，苔黄厚腻，脉滑数。2019年查胃镜示：慢性非萎缩性胃炎。西医诊断：慢性非萎缩性胃炎。

中医诊断：胃痞，证属湿热壅盛；治以清利湿热、行气消痞，方用三仁汤加味。处方如下：苦杏仁 10 g，白豆蔻 10 g〈后下〉，薏苡仁 20 g，姜半夏 12 g，厚朴 12 g，通草 10 g，滑石粉 20 g〈包煎〉，淡竹叶 6 g，藿香 12 g，佩兰 15 g，石菖蒲 15 g，柴胡 12 g，黄芩 12 g，川楝子 10 g，苍术 15 g，陈皮 12 g，白芷 10 g。共 7 剂，水煎服，一日 1 剂，一日 3 次，餐后 1 小时口服。二诊：2020 年 8 月 18 日（立秋），患者诉胃脘部胀满减轻，纳可，口干口苦好转，大便正常，自觉乏力、汗出，舌淡红，苔白腻，脉滑数。上方去通草、淡竹叶、滑石，加党参 15 g，防风 10 g，浮小麦 30 g，煅龙骨 30 g〈先煎〉，牡蛎 30 g〈先煎〉。继服 7 剂，煎服方法同前。三诊：2020 年 8 月 25 日（处暑），患者诉诸症明显减轻，舌淡红，苔薄白，脉滑。上方去龙骨、牡蛎、藿香、佩兰、石菖蒲，加茯苓 12 g。继服 7 剂，煎服方法同前。后随访，诸症减轻。

【按】《黄帝内经·生气通天论》曰"因于湿，首如裹，湿热不攘"，《黄帝内经·六元正纪大论》云"湿热相搏，民病黄疸"，其病因为"此肥美之所发也，此人必数食甘美而多肥也"。《太平惠民和剂局方·卷六》曰"脾胃受湿，瘀热在里，或醉饱房劳，湿热相搏"，认为饮酒或饱食等可损伤脾胃，渐成湿热之势。李东垣《兰室秘藏·中满腹胀论》云"高粱之人，胃湿热邪于内而生胀满"，认为湿热蕴结中焦，则脾胃升降失职，中焦气机不利，发为痞满，故治疗以清利湿热、行气消痞为主，方用三仁汤加味。杏仁开宣肺气，使湿邪从上焦宣发；白豆蔻芳香化湿、行气宽中、醒脾和胃，使湿邪从中焦而解；薏苡仁利水渗湿，使邪从下焦而去，三仁合用为君药。滑石清膀胱之湿热、通水道之淋涩；通草行血脉之瘀涩、利水道之淋癃；淡竹叶利水去湿、泻热除烦，三者同用为臣药，加强下焦渗利之功。《长沙药解》载

"半夏，下冲逆而除咳嗽……泻心下之痞满，善调反胃"，李中梓曰 "厚朴，味苦辛，性温，去实满而治腹胀，除湿结而和胃气，止呕清痰，温中消食"，二者合用为佐药，行气燥湿、消痞除满。诸药相合，利水祛湿，健脾助阳，标本兼治。方中对药藿香、佩兰、石菖蒲、白芷芳香醒脾化湿；柴胡、黄芩，合"小柴胡汤"之意，伍以川楝子疏肝理气、清泄郁热；苍术、陈皮与厚朴相伍，合"平胃散"之意，燥湿和中。二诊患者诉乏力、汗出，此乃脾胃气虚，卫外不固，故加党参、防风、浮小麦、煅龙骨、牡蛎以益气固表止汗。三诊症状明显减轻，调方继服，巩固疗效。

〖病案2〗

梁某，女，31岁。

初诊：2020年11月10日（立冬），上腹部胀痛1月，加重伴胁肋部胀痛1周。患者诉1月前饱餐后胃脘部胀痛，未予及时治疗；1周前因恼怒胃脘部胀痛加重，伴胁肋部疼痛，嗳气频作，纳呆，眠可，大便干结，2～3日一行，小便可。舌淡红，苔白腻，脉弦。既往慢性非萎缩性胃炎病史8月。西医诊断：慢性非萎缩性胃炎。

中医诊断：胃痛，证属肝胃不和；治以疏肝解郁、理气止痛，方用柴胡疏肝散加减。处方如下：柴胡12 g，枳实15 g，白芍12 g，川芎10 g，香附10 g，陈皮12 g，苍术15 g，郁金10 g，川楝子10 g，旋覆花15 g〈包煎〉，代赭石15 g〈先煎〉，海螵蛸15 g，浙贝母10 g，瓦楞子15 g〈先煎〉，鸡内金15 g，山楂15 g，瓜蒌15 g。共7剂，水煎服，一日1剂，一日3次，餐后1小时口服。二诊：2020年11月17日（立冬），患者诉胃脘部疼痛好转，胁肋部阵发性疼痛，善太息，仍有大便干结。上方去鸡内金、山楂，加白术15 g，白芷12 g，瓜蒌增加至30 g。继服7剂，煎服方法同前。服药后诸症大减。

【按】《素问·六元正纪大论》云"木郁之发……民病胃脘当心而痛，上支两胁，膈咽不通，食饮不下"，《杂病源流犀烛·胃病源流》谓"胃痛，邪干胃脘病也……唯肝气相乘为尤甚，以木性暴，且正克也"，指出胃痛乃木旺克土，或土虚木乘之变。忧思恼怒，情志不遂，肝失疏泄，横逆犯胃，以致胃气失和，气机阻滞，发为胃痛。木旺乘土，脾失健运，津液不归正化，痰湿内生，则困遏脾胃，影响气机之升降，故痰湿既为病理产物，又为致病因素。因此，当以疏肝解郁、理气止痛为要，兼以健脾祛湿，方选柴胡疏肝散加减。方中柴胡功善疏肝解郁，苍术健脾燥湿，共为君药；枳实、川芎、香附理气疏肝，陈皮行气燥湿，既助柴胡解肝经之郁滞，又增强燥湿和胃之功，为臣药；白芍养血柔肝，缓急止痛，可防攻伐太过伤及肝体。方中郁金、川楝子相伍，疏肝泄热，行气止痛；《神农本草经》载"旋覆花，味咸，温，主结气，胁下满，惊悸，除水，去五脏间寒热，补中，下气"，与代赭石相合，降逆除嗳；现代药理研究表明，瓦楞子含有碳酸钙成分，可以有效中和胃酸，减轻疼痛，并明显降低溃疡指数，具有保护胃黏膜作用，其与乌贝散（即海螵蛸、浙贝母）相合，制酸止痛[1]；《血证论·脏腑病机论》云"木之性主于疏泄，食气入胃，全赖肝木之气以疏泄之，而水谷乃化"，若肝气郁结，脾失健运，则饮食不化，故加对药鸡内金、山楂运脾消食；配伍瓜蒌润肠通便。诸药合用，共奏疏肝理气止痛、健脾燥

---

[1]方皓、鄢玉芬、陶明宝等：《瓦楞子及不同炮制品对大鼠急性胃溃疡的保护作用比较研究》，《中药药理与临床》2018年第6期，第116-121页。

湿和胃之功。

第四节 慢性萎缩性胃炎

慢性萎缩性胃炎（Chronic atrophic gastritis，CAG）是消化系统的常见病与多发病，以老年群体高发，其中51～65岁患病率高达50%[1]，且检出率、恶变率随年龄增长而明显升高[2]，无明显性别差异[3]。CAG是指胃黏膜上皮遭受反复损害导致固有腺体减少，伴或不伴肠腺化生和（或）假幽门腺化生的慢性胃部疾病[4]。本病临床表现不具有特异性，可无明显症状，有症状者表现为非特异性消化不良症状，如上腹部胀满不适、疼痛等，还可伴有如口苦、嘈杂、嗳气、恶心等消化道症状。内镜检查下萎缩性胃炎有两种类型，一种为单纯萎缩性胃炎，内镜可见黏膜红白相间，以白为主，皱襞变平甚至消失，血管显露；一种为萎缩性胃炎伴

---

〔1〕中华中医药学会脾胃病分会：《慢性萎缩性胃炎中医诊疗共识意见（2009，深圳）》，《中国中西医结合消化杂志》2010年第5期，第345页。

〔2〕Sipponen P, Maaroos HI, "Chronic gastritis," *Scand J Gastroenterol* (6) 2015：657–658.

〔3〕Adamu MA, Weck MN, Gao L, et al, "Incidence of chronic atrophic gastritis: systematic review and meta-analysis of follow-up studies," *Eur J Epidemiol* 25, no.7(2010):439–448.

〔4〕中国中西医结合学会消化系统疾病专业委员会：《慢性萎缩性胃炎中西医结合诊疗共识意见（2017年）》，《中国中西医结合消化杂志》2018年第2期，第121–131页。

增生，镜下见黏膜呈颗粒状或结节状[1]。慢性胃炎的病理活检提示有固有腺体萎缩或肠化，但本病的临床症状与病理的严重程度之间并无相关性。现代研究认为，CAG发病机制复杂，多与幽门螺杆菌（Helicobactor pylori，Hp）感染、慢性疾病、自身免疫、胆汁反流、药源性损害等因素有关[2]，现代医学治疗CAG多以根除Hp、缓解症状和改善胃黏膜炎性反应为主。

CAG在中医古籍中并未有明确的病名记载，但本病多以饱胀、纳呆、痞满、嗳气等症状为主，与古文中记载之"胃痞"症状相同。《黄帝内经》多称"否""满""痞"等，《素问·至真要大论》曰"心胃生寒，胸膈不利，心痛痞满"，《素问·异法方宜论》云"脏寒生满病"，《灵枢·邪气脏腑病形篇》曰"胃病者，腹䐜胀，胃脘当心而痛"。本病多有脘腹部胀满症状，《诸病源候论·诸痞候》云"诸痞者……其病之候，但腹纳气结胀满，闭塞不通"，《伤寒论》言"满而不痛者，此为痞"，《丹溪心法·痞》明确指出"胃痞"之病位所在："痞者，与否同，不通泰也，由阴伏阳蓄，气与血不运而成。处心下，位中央，䐜满痞塞者，皆土之病也"，与CAG病位相同。故本病中医当属"胃痛""胃痞""嘈杂"等范畴。

一、病因病机

CAG中医当属胃痞病，其病位在脾胃，《景岳全书·述古》云："脾气不和，中央痞塞，皆土邪之所为也。"CAG的发病原因

[1] Tytgat GN，"The Sydney system: endoscopic division. Endoscopic appearances in gastritis/duodenitis," *J Gastroenterol Hepatol* 6，no.3（1991）:223–234.

[2] 孙逸飞:《慢性萎缩性胃炎的发病机制、治疗现状分析与临床学习》,《临床医药文献电子杂志》2019年第21期，第198页。

复杂，与饮食、起居、劳倦、湿浊等皆相关，《证治汇补·痞满》言"大抵心下痞闷，必是脾胃受亏，浊气挟痰，不能运化为患"，《兰室秘藏·中满腹胀论》载"脾湿有余，腹满食不化……亦有膏粱之人，湿热郁于内，而成胀满者……或多寒食，及脾胃久虚之人，胃中寒则胀满"，《脾胃论》言"饮食劳倦则伤脾……胃既伤，则饮食不化……心腹痞满"，《明医杂著》云"惟饮食不节，起居不时，损伤脾胃，胃损则不能纳，脾损则不能化，脾胃俱损，纳化皆难，元气斯弱，百邪易侵，而饱闷、痞积、关格、吐逆、腹痛、泄痢等症作矣"，究其根本，CAG起病总由脾胃虚损所致。或由外感六淫，或由饮食不节，或由情志不畅，或由劳逸不调，或由素体脾虚，或由诸病因相互夹杂，致脾胃内损，纳运失常，生化乏源，无以布散，胃络失养，则本病渐成。《素问病机气宜保命集》言"脾不能行气于脾胃，结而不散，则为痞"，若运化失司，升降不调，气机不利，或易生湿、或为气滞、或成火郁、或为食停、或兼血瘀，诸邪闭阻于内，脾胃之气更伤，进一步妨碍气机之升降，本病难愈，更成迁延之势。

Hp感染是本病的主要病因。Hp通过其特定的毒力因子如细胞毒素相关基因A、空泡化细胞毒素A和外膜蛋白等入侵、定植和黏附于胃黏膜，并导致组织损伤和长期慢性炎症，是胃黏膜萎缩的主要病因[1]，且CAG反复难愈也与Hp感染有关。感邪于外，或六淫中一气偏胜，对脾胃造成损伤，则发为本病。《兰室秘藏》言"多食寒凉，及脾胃久虚之人，胃中寒而胀满，或脏寒生满病"，若饮食不节，内伤脾胃，日久则致脾胃虚弱，功能失常。

---

〔1〕黄览、王道敏、黄赞松：《幽门螺杆菌定植与致病机制的研究新进展》，《中国医学创新》2022年第14期，第166-170页。

若情志抑郁，肝气郁结，肝胃不和于内，脾胃气机不畅，则病由此生，《类证治裁》云："气郁脘痛，必攻刺胀满。"若脾胃素虚，失于运化，津液输布失调，气机壅滞，则脾不升清，胃失和降，《杂病源流犀烛》云："痞满，脾病也，本由脾气虚，及气郁不能运行，心下痞塞。"CAG病变脏腑主要在胃，与肝、脾关系密切，且病程日久，易反复发作。CAG初起多因邪实，以气滞于内、瘀血停滞、湿热搏结、肝郁不舒为主；久病则虚，以脾胃虚寒、胃阴亏虚为主。病邪内蕴，积于血分，胃失荣养，胃之血不行、精不充，渐成CAG复杂的病理改变，可见黏膜萎缩，更甚者可见异型增生、肠上皮化生等症。

二、辨证论治

CAG的胃癌发生率较高，1978年WTO将CAG列为胃癌的癌前病变状态，现代医学对此病以对症、除因为主，但常有症状反复、部分患者症状难以有效改善。中医药治疗CAG具有显著优势，若脘腹胀满，食欲不振，多因脾胃虚损、内生湿邪、滞于中焦所致，处以平胃散加减治之；若泛酸嘈杂，大便不畅，多为脾胃内伤、水湿中阻、湿阻化热所致，多以清中汤清泄中焦湿热；若胃脘隐痛，便溏食少，乃脾胃气虚，无以充养胃络所致，方选香砂六君子；若胁痛脘闷，纳呆嗳气，此由肝气郁结，失于疏泄，横逆客胃，当予柴胡疏肝散；若胃脘疼痛，口干咽燥，舌红少津，多是燥热津伤、胃阴不足所致，治宜沙参麦冬汤；若脘痞，便溏，口淡不渴，四肢不温，皆因虚寒内生，方以黄芪建中汤主之。

1.脾虚湿盛证

本证主以湿邪为病，乃脾虚不运，水湿内生，阻滞中焦所

致。胃主受纳，脾主运化，脾胃受损，无以运化水湿，则内生湿
邪。湿邪属阴，易伤阳气，太阴脾土，喜燥而恶湿，故脾阳易为
湿邪所困，则运化失职，水湿更从中生，气机被遏，升降失常，
纳运失司，临床多见脘腹胀满、食欲不振等症状，如《临证指南
医案》曰"太阴湿土，得阳始运"。湿性黏滞，阻遏气机，则湿
更难化，故本病病起缓慢，日久难愈，且易反复发作；若湿郁日
久，则易化热化火，病邪互结于内，则病更难瘥。

汪龙德主任医师认为，本证乃脾胃虚弱、湿邪困脾所致，故
治疗当以燥湿运脾为要，湿去则脾运有权，脾健则湿邪得化，方
选平胃散化裁。方中苍术苦辛温燥，最善燥湿健脾，可增强脾之
运化能力，又能使胃中阳气升发；柴胡辛香入肝，疏肝理气，共
为君药。厚朴苦温芳香，功擅行气消痞，《雷公炮制药性解》言
其"去实满而治腹胀，除湿结而和胃气"，与柴胡、苍术相合，
使滞气得行，湿浊得化；《雷公炮制药性解》言枳壳"主下胸中
至高之气，消心中痞塞之痰，泄腹中滞塞之气，推胃中隔宿之
食"，与延胡索相合，调畅中焦气机；木香行气止痛、温中和胃，
《本草纲目》云"木香，乃三焦气分之药，能升降诸气……中气
不运，皆属于脾，故中焦气滞宜之者"；陈皮理气化滞，合厚朴
以复脾胃之升降，李东垣曰"夫人以脾胃为主，而治病以调气为
先，如欲调气健脾者，橘皮之功居其首焉"，故共为臣药。黄连、
蒲公英清热解毒；海螵蛸、浙贝母合乌贝散，可抑制胃酸分泌，
以达制酸止痛之功；《神农本草经》载赤芍"除血痹，破坚
积……止痛"，与三棱、莪术合用，活血散瘀、行气止痛；鸡内
金消食和胃、健脾助运，《验方新编》载"用鸡内金二钱，瓦上
炒枯存性，加砂糖少许调服，治胃中因滞作痛者甚效"；白及止

血生肌、扶助胃气，现代药理学研究表明，白及能促进伤口愈合，对胃黏膜损伤有明显保护作用[1]；炙甘草益气补脾，调和诸药，共为佐使。全方共奏燥湿健脾、疏肝理气、活血止痛之功，气血同调，寒温并用，攻补兼施。若湿邪偏重，加藿香、佩兰、石菖蒲；若肝气不舒，加香附、川楝子；若瘀血明显，加丹参。本证迁延难愈，故当守方缓治。

2.湿热中阻证

本证乃湿热相搏，滞于中焦所致。饮食、情志等内伤脾胃，中焦升降失常，脾运失司，水湿停滞，湿郁日久，化热生火，湿热互结，中焦气机被遏，中焦阻滞无以宣散，则见胃痞之证。《兰室秘藏·中满腹胀论》言："膏粱之人，湿热郁于内，而成胀满者。"此证乃湿热之邪为主，故有泛酸嘈杂、口干口苦之症；水停湿阻，气滞于中，则脘闷身重、大便不畅；湿热蕴盛，故小便色黄，舌苔黄腻，脉象多滑数。

汪龙德主任医师认为，本证乃湿热困脾所致，故治疗当以清热化湿、运脾和胃为要，多选清中汤加减治之。清中汤出自《医略六书》卷三十，《女科指要》言"清中汤，治膏粱积热痢，脉缓数者"。栀子苦寒，清热利湿；黄连生用，清热燥湿，可入脾胃二经，善泄中焦湿热；陈皮性味苦、辛、温，苦能燥湿，辛香温通，可理中焦气机，除胀健脾；半夏味辛而入脾胃二经，散结消痞，其性味辛温，能燥中焦湿邪，还可助运降逆；茯苓淡渗利水，健脾补中，祛邪扶正兼顾；草豆蔻燥湿行气，消胀除满；甘草补脾益气，调和诸药。全方寒热相伍，辛开苦降。若湿较甚，

---

〔1〕万大群、赵仁全、刘海：《白及的成分、药理作用和临床应用研究进展》，《中国药业》2017年第2期，第93-96页。

可加苍术、白术、滑石以利湿；若热较重，酌加黄芩、知母以清热。

3.脾胃虚弱证

本证由脾胃虚弱，气血生化乏源，胃络失养所致。脾胃者，居中焦，乃气血生化之源。胃主降浊，受纳腐熟水谷；脾主升清，运化精微。《脾胃论·脾胃胜衰论》言"百病皆由脾胃衰而生也"，或禀赋不足，或久病迁延，或劳倦过度，致脾胃虚损，则见神疲乏力，四肢困重等症。脾阳不足，寒湿内生，脾胃失于温养，则见胃脘部隐痛、便溏等症。脾胃虚弱，则水液运行输布失调，气机循行不畅，故见嗳气、呕恶等症。

汪龙德主任医师认为，当以益气健脾为治则，临证常以香砂六君子汤加减化裁。香砂六君子汤出自《古今名医方论》，曰"气虚者，补之以甘。参、术、苓、草，甘温益胃，有健运之功，具冲和之德，故为君子……无论寒热补泻，先培中土，使药气四达，则周身之机运流通，水谷之精微敷布，何患其药之不效哉？是知四君、六君为司命之本也"。因其药性平和、组方严谨，被广泛应用于各科的脾胃气虚之证。方中香附辛行苦泻，温通三焦，可疏理三焦气机；砂仁乃"醒脾调胃之要药"，可化湿开胃，行气温中；人参甘温，入脾经，可补脾益气；白术归脾、胃二经，可甘温补虚，燥湿健脾；茯苓甘淡而平，甘能补虚，淡能渗湿，利水而不伤正气；陈皮燥湿行气，兼有健脾之功；半夏辛温燥湿，兼有止痛之能；桂枝辛温，可通经脉，散寒邪，止疼痛，扶脾阳，助水运；甘草补中益气，与桂枝共奏温补中焦之功。诸药合用，使脾胃自健，纳运得复，随症加减，疗效显著。

4.肝气犯胃证

本证由肝郁气滞，横逆犯胃所致。胃主受纳，脾主运化，肝主疏泄，三者共同协调气机之升降，水谷精微之消化吸收。《血证论·脏腑病机论》言："木之性主于疏泄，食气入胃，全赖肝木之气以疏泄之，而水谷乃化。设肝之清阳不升，则不能疏泄水谷，渗泻中满之证在所不免。"情志不畅，肝气郁结于内，疏泄失常，脾运失司，纳运无权，土壅木郁，则水为湿，谷为滞，见纳呆、嗳气之症；肝木失于条达，肝气郁滞，气机无以畅达上下，则见脘腹胀满等证。

汪龙德主任医师认为，治疗当肝脾同治，条达气机，以调和肝脾、疏肝和胃为治则，临证以"大柴平汤"（即柴胡疏肝散合平胃散）加减治疗。柴胡疏肝散首载于《证治准绳》，在四逆散的基础上加陈皮、香附、川芎而成，有疏肝解郁、行气止痛之功。《景岳全书》曰："若外邪未解而兼气逆胁痛者，宜柴胡疏肝散主之。"平胃散《简要众济方》所载之方，乃"祛湿圣方"，有健脾燥湿、行气和胃之功。方中柴胡辛散，入肝胆，可调畅肝气以解郁滞；香附辛苦，入肝则解郁止痛，入脾则行气宽中；川芎辛温通脉，行气通滞，畅达气血，《本草汇言》称其为"血中气药"；陈皮健脾，兼以行气，醋制则畅行肝气之功尤增；枳壳宽中行滞，理气消胀；苍术苦燥以祛湿，辛温以健脾；厚朴能燥能散，祛湿行气，消胀除满；白芍味酸，可益肝血，敛肝阴，合柴胡则可养肝体、利肝用；甘草调和药性。诸药相合，肝脾兼顾，气血同治。

5.胃阴不足证

本证由燥邪而起，主由燥热伤胃、胃阴不足所致。《素问·

六微旨大论》曰："阳明之上，燥气治之，中见太阴。"胃乃阳明
燥腑，喜润而恶燥，其受纳腐熟，通降下行之职，皆赖津液滋
养，阴液充足，濡养于胃，以维持其生理功能；阳明燥土，易从
阳化热，其病易成燥热之害，诚如《临证指南医案·卷二》所
言，"阳明阳土，得阴自安"。津液充足亦可制约胃生之燥热。若
受到肝郁、湿热、瘀热等病理因素影响，灼伤胃阴，胃中津液亏
少，纳运和降之职受损，津液每多受损，则成胃阴亏虚之候，若
影响脾胃之气，则疾病进一步发展，其症多见中满痞胀、排便异
常等。

　　汪龙德主任医师认为，本证当以养阴为要，治宜养阴益胃、
健脾益气，方以沙参麦冬汤加减。沙参麦冬汤出自《温病条辨》，
曰"燥伤肺胃阴分，或热或咳者，沙参麦冬汤主之。沙参三钱，
玉竹二钱，生甘草一钱，冬桑叶一钱五分，麦冬三钱，生扁豆一
钱五分，花粉一钱五分。水五杯，煮取二杯，日再服"，乃甘寒
生津、清养胃阴的代表方。方中沙参入胃，甘寒以养胃阴，苦寒
以清胃热；麦冬甘润苦寒，能益胃生津清热，二药同用，重在滋
养胃阴，生津以润燥。玉竹甘寒，养阴清热，而无滋腻恋邪之
弊；扁豆甘温补虚，补而不腻，芳香而无燥烈之性；天花粉苦寒
能泻胃经实热，甘润能补胃伤之津液；甘草补中气，还能调和诸
药。全方补而不燥，清而不寒，共奏甘寒救其津液之功。

6.脾胃虚寒证

　　脾胃为仓廪之官，同居中焦。脾为太阴湿土之脏，喜温燥而
恶寒湿，得阳气温煦则运化健旺；胃为水谷之海，主受纳和腐熟
水谷。脾胃互为表里，有"后天之本"之称。脾胃虚弱则寒从中
生，中气不运，百病丛生。《景岳全书》言"盖三焦痛证，因寒

者常居八九，因热者十惟一二……盖寒则凝滞，凝滞则气逆，气逆则痛胀由生"，或过于忧思，或过于劳倦，或病后脾气未复，或素体脾胃虚弱，使脾阳亏虚，气机不畅，运化无权，寒湿内生，寒凝则气滞，不通则痛。《素问·至真要大论》云："寒厥入胃则内生心痛……心胃生寒，胸膈不利，心痛否满。"

黄芪建中汤载于《金匮要略》，由小建中汤加黄芪而成。方中黄芪为君，性味甘温，一则甘温入肺，健脾益气，补脾肺卫气，为补中益气之要药；二则敛疮生肌，补益气血。桂枝性味辛甘温，归心、肺、膀胱经，温补中阳，助脾胃阳气；白芍酸苦寒凉，归肝经，酸敛肝阴，使营阴内守；桂枝助阳，白芍益阴，二药相合，一温一寒，一敛一散，调和荣卫，化生气血为臣。生姜性味辛，微温，归肺、脾、胃经，温中散寒；大枣性味甘温，归脾、胃经，补中益气，调补脾胃；生姜、大枣辛甘相合，调和营卫；饴糖性味甘温，入脾、胃、肺经，温中补虚，和缓里急，三药相合为佐药。炙甘草性味甘平，归心、肺、脾、胃经，益气健脾，调和诸药为使药。且炙甘草味甘，与桂枝、饴糖相配"辛甘化阳"，与芍药相配"酸甘化阴"，使阴阳并补。方中诸药相合，君臣相辅，温中健脾，补血益气，使阴阳和、气血生、营卫调。若胃痛偏盛，合芍药甘草汤缓急止痛。

三、病案举隅

〖病案1〗

张某，男，38岁。

初诊：2020年11月10日，胃脘部胀满不适4月余。患者诉胃脘部胀满不适，伴胁肋部及后背胀痛，恼怒后症状加重，纳呆，乏力，反酸，嗳气，眠可，二便调，舌淡胖，苔白厚腻，脉弦滑。2020年7月于甘肃省人民医院查胃镜示：慢性萎缩性胃炎。西医诊断：慢性萎缩性胃炎。

中医诊断：胃痞，证属肝胃不和兼脾虚湿阻，治以疏肝行气、健脾燥湿、消痞除胀，方用自拟"大柴平汤"加味。处方如下：柴胡12 g，枳壳15 g，醋香附12 g，苍术15 g，厚朴12 g，陈皮12 g，党参15 g，丹参12 g，藿香12 g，佩兰15 g，石菖蒲15 g，白芷10 g，海螵蛸15 g，煅瓦楞子15 g〈先煎〉，浙贝母10 g，炒白术15 g，川楝子10 g，甘草6 g。共7剂，水煎服，一日1剂，一日3次，餐后1小时口服。二诊：2020年11月17日，患者自诉胃脘部胀满减轻，胁肋部及后背胀痛好转，仍反酸嗳气，舌淡胖，苔白腻，脉弦滑。上方加旋覆花15 g〈包煎〉、代赭石15 g〈包煎〉、紫苏梗12 g。继服7剂，煎服方法同前。三诊：2020年11月24日，患者上述症状明显好转，舌淡胖，苔白腻，脉弦。上方去炒白术、煅瓦楞子、浙贝母、丹参。继服7剂，煎服方法同前。1个月后随访，症状基本消失。

【按】《诸病源候论·诸痞候》云"诸痞者……其病之候，但腹内气结胀满，闭塞不通"，《景岳全书·痞满》载"怒气暴伤，肝气未平而痞"，《类证治裁》云"暴怒伤肝，气逆而痞者"，《杂病源流犀浊》曰"痞满，痞病也，本有脾气虚及气郁不能运行，心下痞塞填满"，患者情志不畅，肝气郁结，横犯脾胃，致脾胃运化失职，痰湿内生，中焦气机不利，发为胃痞，故治疗以疏肝行气、健脾燥湿、消痞除胀为主，方用自拟"大柴平汤"加味。方中党参、炒白术相伍，健脾益气，恢复脾胃运化之职；对药藿香、佩兰、石菖蒲与白芷相合，芳香醒脾化湿；海螵蛸、煅瓦楞子、浙贝母制酸和胃；久病入络，配伍丹参以活血通络；川楝子与醋香附、枳壳、厚朴相合，增强消痞除胀之力。二诊时嗳气明显，加旋覆花、代赭石、紫苏梗降逆止嗳。三诊患者诸症大减，调方继服，巩固疗效。

〖病案2〗

闫某，男，52岁。

初诊：2020年11月13日，胃脘部满闷不舒10余年，加重1周。患者诉胃脘部满闷不舒10余年，反复发作，口服健胃消食片、保和丸等药，疗效不佳。刻下症见：胃脘部满闷不舒，饱食后尤甚，怕食生冷，肢倦乏力，纳呆，便溏，眠差，舌淡胖，苔白腻，脉沉弱。2014年7月于甘肃省人民医院查胃镜示：慢性萎缩性胃炎。西医诊断：慢性萎缩性胃炎。

中医诊断：胃痞，证属脾胃气虚，治以健脾和胃、消痞除胀，方用香砂六君子汤加减。处方如下：木香10 g，砂仁6 g〈后下〉，党参15 g，炒白术12 g，茯苓12 g，陈皮12 g，姜半夏12 g，藿香12 g，佩兰15 g，石菖蒲15 g，鸡内金15 g，山楂15 g，麦芽15 g，枳壳15 g，醋香附12 g，川楝子10 g。共7剂，水煎服，一日1剂，一日3次，餐后1小时口服。二诊：2020年11月20日，患者诉胃脘部满闷减轻，睡眠好转，微恶寒，舌淡，苔略白腻，脉沉弱。上方加小茴香15 g，补骨脂12 g，淫羊藿12 g。继服7剂，煎服方法同前。三诊：2020年11月27日，诸症减轻，舌淡红，苔薄白，脉沉。上方去藿香、佩兰、石菖蒲、山楂、麦芽，加白芷10 g。继服7剂，煎服方法同前。后随访，无不适。

【按】《素问·至真要大论》载"太阳之复，厥气上行……心胃生寒，胸膈不利，心痛否满"，《脾胃论·卷下·饮食伤脾论》云"饮食不化，口不知味，四肢倦困，心腹痞满，兀兀欲吐而恶食，或为飧泄"，《素问·脏气法时论》言"脾病……虚则腹满肠鸣，飧泄食不化"，《证治汇补·痞满》云"大抵心下痞闷，必是脾胃受亏，浊气挟痰，不能运化为患"，意在说明胃痞的发生究其根本在于脾胃，脾胃受损或虚弱导致脾虚不运，气机升降失调，水湿内生，发为痞满，故治疗以健脾和胃、消痞除胀为主，方用香砂六君子汤加味。党参味甘性平，擅补脾肺之气，为君药。《本草正义》载：党参"补脾养胃，润肺生津，健运中气，本于人参不甚相远"，因功效与人参相似，代替了古方中的人参。白术味苦性温，功擅健脾燥湿，被前人誉为"补气健脾第一要药"，又助党参益气健脾，为臣药。茯苓甘淡渗湿，健脾和胃，助党参、白术补益脾气，又加强白术祛湿之力；木香善行脾胃之滞气，为行气止痛之要药；砂仁辛散温通，醒脾化湿，温中止呕，古人言其"为醒脾调胃要药"；陈皮健脾燥湿，既行脾胃之气，又调畅中焦而使升降有序；半夏燥湿化痰、降逆止呕、消痞散结，其燥湿化痰之力强，使脾不为痰饮水湿所困，诸药合用，共为佐药[1]。甘草为使，甘温益气，调和诸药。现代医学研究表明，香砂六君子汤具有解痉和促胃肠运动、抗消化道溃疡、抑制胃黏膜瘀血及水肿、利胆、保肝等多种作用，并能减轻炎症细胞侵润、减少肠上皮化生、改善胃肠道的内分泌功能。除此之外，该方药可调剂细胞免疫及体液免疫功能，促进蛋白质的合成，改善营养状况，使胃肠道并发症明显减少[2]。方中对药藿香、佩兰、

---

〔1〕王永红：《香砂六君子汤对脾胃气虚证肝胆胰恶性肿瘤患者术前肠内营养疗效的观察》，硕士学位论文，山西中医药大学，2020。

〔2〕吕美君、贾连群、王志丹：《香砂六君子汤的文献分析研究》，《中华中医药学刊》，2016年第7期，第1620-1623页。

石菖蒲芳香化湿；鸡内金、山楂、麦芽消食和胃，助脾运化；枳壳、醋香附、川楝子增强行气之力。二诊患者诉微恶寒，加小茴香、补骨脂、淫羊藿以补阳散寒。三诊患者诸症减轻，去藿香、佩兰、石菖蒲、山楂、麦芽等芳香化湿、消食和胃之品，加风药白芷，醒脾化湿。

第五节　胃恶性肿瘤

胃癌（Gastric cancer，GC）是好发于胃窦、胃体、贲门部的胃黏膜上皮源性恶性肿瘤，发病率和死亡率在全球分别位列第5位和第3位[1]。其早期症状隐匿，且受生活环境、饮食习惯、幽门螺旋杆菌感染等多重因素影响。发病率、转移率和死亡率随年龄增长而增加，以男性居高。GC早期症状缺乏特异性，随着病情的进展可出现类似胃炎、消化性溃疡的症状。进展期胃癌临床多表现为上腹饱胀不适或隐痛、食欲减退、嗳气、反酸、恶心、呕吐等消化道症状，并伴有出血、黑便、低热、体重减轻、贫血、毛发脱落等全身症状。晚期除上述症状外，还可出现水肿、黄疸等。《素问·腹中论》有"病有少腹盛，上下左右皆有根……病名曰伏梁……裹大脓血，居肠胃之外，不可治，治之每切按之致死"的记载，《灵枢·九针》指出"四时八风之客于经络之中，为瘤病者也"，中医根据GC的症状，将其归属于"伏梁""积聚""癥瘕""胃脘痛""噎膈"等范畴。

〔1〕Lei ZN, Teng QX, Tian Q, et al,"Signaling pathways and therapeutic interventions in gastric cancer,"*Signal Transduct Target Ther* 7, no.2（Oct.2022）:358.

一、病因病机

本病病机繁杂，依据中医理论及临床症状，将GC的发病归属于邪毒侵袭、饮食劳伤、情志内伤、瘀血内阻、热毒内蕴、正气虚损等。邪毒侵袭人体，稽留不去，日久则损伤脾胃之气，气行不顺，痰热血瘀相互交阻，积聚成块。《太平圣惠方·治食癥诸方》"夫人饮食不节，生冷过度，脾胃虚弱，不能消化，与脏气相搏，结聚成块，日渐生长，盘牢不移"，张子和《儒门事亲·五积六聚治同郁断》"积之成也，或因暴怒、喜、悲、思、恐之气"，先天禀赋不足或久病体虚导致脾虚胃弱，亦可引起气血运行滞涩，发为本病。本病病位在胃，与肝、脾、肾密切相关，为本虚标实或虚实交杂之证，以脾肾阳虚为本，痰凝、瘀血、癌毒为标。《活法机要》言："壮人无积，虚人则有之，脾胃怯弱，气血两衰，四时有感，皆能成积。"

二、辨证论治

汪龙德主任医师认为，本病病机为"积之成也，正气不足，而后邪气踞也"。GC患者由于行手术治疗、放化疗等，正气亏虚，无力抗邪，邪毒更易侵袭人体，流窜经络，缠绵难愈。根据本病的临床症状、体征和病理特点，将其分为分湿热食积、瘀毒内阻、肝胃不和、脾虚湿滞、脾胃虚弱、气血两亏六个证型。治疗上多以健脾理气、化痰散结、活血化瘀、抗癌解毒等为主。

1.湿热食积证

本证治法以清热祛湿、消食化积为主，方选枳实导滞丸加减（麸炒枳实15 g，黄芩10 g，黄连6 g，焦六神曲15 g，白术15 g，茯苓12 g，泽泻12 g，槟榔10 g，瓜蒌15 g，酒大黄6 g）。加减化裁：若烧心、反酸较甚，加海螵蛸、瓦楞子；食积较重者，可加鸡内金、麦芽、焦山楂。

方药分析：枳实导滞丸出自李东垣《内外伤辨惑论·卷下·辨内伤饮食用药所宜所禁》，曰"治伤湿热之物，不得施化，而作痞满，闷乱不安"。方中大黄性寒，味苦，起攻下破气，解毒消痈之效，使湿热积滞从大便而下，唐宗海在《血证论·吐血》中论述"大黄一味，能推陈致新，以损阳和阴，非徒下胃中之气也，即外而经脉、肌肤、躯壳，凡属气逆于血分之中，致血有不和处，大黄之性亦无不达"；枳实性微寒，味苦辛，行气化滞；神曲性温，味甘、辛，消导化滞和中，使食消而脾胃和，《本草再新》云"消癥病疽瘤"；黄芩、黄连性寒，味苦，有清热燥湿之效；茯苓性平，味淡、甘，泽泻性寒，味淡、平，二者相合，能够利水、泄热、渗湿；白术性温，甘苦，健脾燥湿，李杲言其"去诸经中湿而理脾胃"；槟榔性温，味苦、辛，消食导滞，《日华子本草》言其"健脾调中除烦，破癥结，下五膈气"；瓜蒌性寒，味甘、微苦，清热涤痰以润肠，《本草纲目》言其有"消痈肿疮毒"的功效。诸药合用，使食积去、湿热解，中焦和而诸证愈，属"通因通用"之法。汪昂云："饮食伤滞，作痛成积，非有以推荡之则不行。"湿热食积多由过食肥甘厚味，脾胃失于运化而生湿，湿而化热。此证多实，临床上以胃痛灼热、嗳腐吞酸、脉象滑数、苔黄厚而腻多见，故在枳实导滞丸原方中加入瓜蒌、槟榔以增加通腑导滞、泻热攻下之功效。现代药理研究发现，大黄中的大黄酚等成分能够抑制癌细胞生长和肿瘤的形成[1]；

---

[1] 代继源、刘文杰、王春辉：《大黄酚介导AMPK依赖性信号通路抑制结肠癌SW480细胞的增殖、侵袭和裸鼠体内肿瘤形成》，《中国免疫学杂志》2020年第14期，第1688-1694页。

黄酮类在枳实中的含量高达5%～28%，是枳实通达气滞、消积祛痰的重要基础物质[1]；神曲含复合维生素B等，能够维持机体正常消化功能；黄芩、黄连两药相互配合，能发挥调节肠道菌群、抗炎、抗菌等作用[2]；茯苓、泽泻具有抗肿瘤及免疫增强活性[3]，[4]；白术中的挥发油、白术多糖、氨基酸等成分有抗炎、抗肿瘤等药理作用[5]；槟榔能够降低上皮肿瘤细胞存活因子IL-6水平[6]；瓜蒌所含的天花粉蛋白能够拮抗癌细胞活性[7]。

───────────────

[1] 曲中原、冯晓敏、邹翔：《枳实研究进展》，《食品与药品》2017年第6期，第453-457页。

[2] 张红杰、陈常莲：《"黄芩-黄连"药对研究进展》，《江西中医药大学学报》2022年第3期，第120-124页。

[3] Chihara G, Maeda Y, Hamuro J, et al, "Inhibition of mouse sarcoma 180 by polysaccharides from Lentinus edodes (Berk.) sing," *Nature* 5194, no.17 (May.1969): 687-688.

[4] Kwon MJ, Kim JN, Park J, et al, "Alisma canaliculatum Extract Affects AGS Gastric Cancer Cells by Inducing Apoptosis," *Int J Med Sci* 10, no.18 (Mar.2021): 2155-2161.

[5] 王晶、张世洋、盛永成：《白术治疗胃肠道疾病药理作用研究进展》，《中华中医药学刊》2018年第12期，第2854-2858页。

[6] Li-Wen Huang, Bau-Shan Hsieh, Hsiao-Ling Cheng, et al, "Arecoline decreases interleukin-6 production and induces apoptosis and cell cycle arrest in human basal cell carcinoma cells," *Toxicology and Applied Pharmacology* 258, no. 2 (2012):199-207.

[7] 李格、孙雨沛、黄益玲：《天花粉蛋白抗肿瘤作用及其机制的研究进展》，《中成药》2018年第9期，第2037-2039页。

2.瘀毒内阻证

本证治法以解毒祛瘀、活血止痛为主，方选丹参饮加减（丹参15 g，当归15 g，没药10 g，乳香10 g，延胡索10 g，炒川楝子10 g，醋香附12 g，姜半夏12 g）。

若瘀阻日久，加郁金、姜黄、三棱、莪术行气活血止痛；若畏寒肢冷，可加桂枝、细辛；若神倦乏力，加黄芪、党参、川芎。

方药分析：丹参饮最早见于清代陈修园《时方歌括》，《陈修园医学歌诀五种》曰"心腹诸痛有妙方，丹参为主义当详，檀砂佐使皆遵法，入咽咸知效验彰"，具有活血祛瘀，行气止痛的功效。方中重用丹参为君，味苦微寒，化瘀止痛而不伤气血，《神农本草经》记载丹参"主心腹邪气，肠鸣幽幽如走水，寒热，积聚，破癥除瘕，止烦满，益气"；当归甘辛性温，补血活血养血，《景岳全书·本草正》称当归为"血中之气药，亦血中之圣药"；没药、乳香和延胡索均可活血止痛；香附味辛、微苦、微甘、性平，《新修本草》云"大下气，除胸腹中热"；川楝子苦寒，行气止痛，《医林纂要》记载"泻心火，坚肾水，清肺金，清肝火"；半夏消痞散结，《本草纲目》言"其体滑而味辛性温也。涎滑能润，辛温能散亦能润……所谓辛走气，能化液，辛以润之是矣"。诸药相合，共奏活血化瘀解毒之功。药理研究证实，丹参能够抑制VEGF的表达，降低微血管密度[1]；当归中的阿魏酸和多糖等

---

[1] 王涵、杨娜、谭静：《丹参化学成分、药理作用及临床应用的研究进展》，《特产研究》2018年第1期，第48-53页。

物质可抑制血小板凝集，而其挥发油可减少癌细胞数量[1]；乳香可减轻癌旁软组织肿胀；没药可抑制癌细胞的增殖，并通过活化Caspase-3酶、改变细胞膜通透性等方式发挥抗肿瘤作用[2]；香附挥发油、半夏蛋白均有镇痛、降血脂、抗肿瘤等作用[3]、[4]；延胡索乙素通过抑制NF-κB信号通路的激活来抑制TNF-Ad表达，从而改善凝血功能[5]。

　　此证型临床表现多为胃脘部刺痛拒按，面色晦暗，舌紫暗或有瘀斑瘀点，脉沉涩等。瘀血日久则可形成肿块，因此需辨证使用活血化瘀、软坚散结类药以减轻相关症状，延缓病情恶化，故在原方基础上减檀香、砂仁，加"补血圣药"当归以补血活血，行滞止痛。乳香、没药二药并用为宣畅脏腑、流通经络之要药。由于瘀血阻络，不通则痛，故选用止痛要药延胡索以缓解疼痛症状。香附、川楝子两药相合，气血同调，调和脾胃，体现气为血之帅，血为气之母，既能加强活血药的作用，又能行散脾胃郁结

〔1〕马艳春、吴文轩、胡建辉：《当归的化学成分及药理作用研究进展》，《中医药学报》2022年第1期，第111-114页。

〔2〕曾臣红、陈冲、陈久林：《陈皮、枫香脂、没药、木香挥发油对人高转移卵巢癌细胞HO-8910PM体外增殖影响的研究》，《上海中医药杂志》2017年第3期，第84-87页。

〔3〕王凤霞、钱琪、李葆林：《香附化学成分和药理作用研究进展及质量标志物（Q-Marker）预测分析》，《中草药》2022年第16期，第5225-5234页。

〔4〕李哲、玄静、赵振华：《半夏化学成分及其药理活性研究进展》，《辽宁中医药大学学报》2021年第11期，第154-158页。

〔5〕Zhi L, Yang S, Chen J, et al, "Tetrahydropalmatine has a therapeutic effect in a lipopolysaccharide-induced disseminated intravascular coagulation model," *J Int Med Res* 48, no.6(Jun.2020):300.

之气，从而帮助脾胃气机功能恢复。《金匮要略·水气病脉证并治》有"血不利则为水"的论述，说明痰湿与血瘀常相兼为患，因此加半夏化痰除湿以达祛瘀之效。

3.肝胃不和证

本证治法以疏肝和胃、降逆止痛为主，方选柴胡疏肝散合左金丸加减（柴胡12 g，麸炒枳壳15 g，白芍12 g，陈皮12 g，川芎10 g，醋香附12 g，吴茱萸3 g，黄连10 g，川楝子10 g，广藿香12 g，佩兰15 g，石菖蒲15 g，炒鸡内金15 g，山楂15 g，麦芽15 g，海螵蛸15 g，浙贝母10 g，煅瓦楞子15 g〈先煎〉）。有热者，加牡丹皮、栀子；口干加葛根、五味子；呕恶明显者，加姜半夏、竹茹、生姜；嗳气加旋覆花、代赭石、紫苏梗以镇冲降逆；便秘加瓜蒌、火麻仁、牛蒡子。

柴胡疏肝散出自《景岳全书》，主要功效为疏肝解郁、理气止痛。方中柴胡为君药，疏肝理气，活血止痛；白芍、香附、川芎为臣药，均有疏肝解郁、柔肝止痛之功效，王好古言白芍"理中气，治脾虚中满，心下痞"；枳壳、陈皮为佐药，理气健脾、燥湿化痰，《雷公炮制药性解》言枳壳"主下胸中至高之气，消心中痞塞之痰，泄腹中滞塞之气，推胃中隔宿之食"。诸药配伍共奏疏肝解郁、行气止痛之功。左金丸出自《丹溪心法·火六》，是治疗肝胃不和的经典方剂。方中黄连为君药，性味苦寒，既清泻肝胆之火，又清胃中之热；吴茱萸从类相求，味辛性热，清泻肝火，制约黄连之寒凉。现代药理学研究显示，左金丸可通过降低细胞膜和线粒体内跨膜电位，下调 Bax/Bcl-2 比率，从而诱导癌细胞凋亡[1]；柴胡疏肝散主要有效成分有皂苷类、黄酮类等成分，具有抗氧化、抗抑郁、抗炎、保护胃黏膜等作用[2]；海螵蛸主要成分为含环肽、黄酮类等，能够抗氧化、抗菌等[3]；瓦楞子中的蛋白类成分能发挥免疫调节活性，增强机体免疫力[4]；浙贝母主要化学成分包括生物碱、多糖、总皂苷等，具有镇痛抗炎、抗氧化、抗肿瘤及逆转肿瘤细胞耐药等功能[5]；藿香、佩兰、石菖蒲的主要成分均具有调节消化系统，抗病原微生物，抗炎和抗氧化等药理作用；鸡内金、山楂、麦芽三者可加速胃肠蠕动，促进消化。

此证型临床症见胃脘灼热疼痛，心烦易怒，面红目赤，口干口苦，大便秘结，脉弦滑数，"肝为起病之源，胃为传病之所"，故肝气的疏泄失常会直接影响脾胃气机升降。"见肝之病，知肝传脾"，因此，在治疗时，常用柴胡疏肝散疏肝理气，佐以左金丸和胃降逆，二者相合，相得益彰。海螵蛸、煅瓦楞子、浙贝母

〔1〕管懋莹、徐蔚杰、李和根：《左金丸现代药理研究进展》，《中医药学报》2020年第5期，第78-81页。

〔2〕倪新强、曹美群、吴正治：《柴胡疏肝散的化学成分和药理作用研究进展》，《上海中医药杂志》2017年第9期，第109-113页。

〔3〕孙军弟、黄朝荣、梁春光：《中药螵蛸类应用概述》，《甘肃科技纵横》2022年第7期，第82-84页。

〔4〕石慧、李春磊、曾展灏：《基于LC-MS/MS技术分析中药瓦楞子中发挥免疫调节活性的蛋白质类成分》，《食品与药品》2022年第3期，第193-199页。

〔5〕孙禹、梁伟：《浙贝母的化学成分、药理作用及临床应用研究进展》，《特产研究》2022年第1期，第87-92页。

平冲清肝，制酸止痛；张山雷《本草正义》曰"藿香芳香而不嫌其猛烈，温煦而不偏于燥热，能祛除阴霾湿邪而助脾胃正气"，佩兰芳香化湿醒脾，石菖蒲化湿和胃，开窍醒神；鸡内金，味甘、平，《医学衷中参西录》言其"中有瓷、石、铜、铁皆能消化，其善化瘀积可知"，与山楂、麦芽合用，健脾开胃消食。

4.脾虚湿滞证

本证治法以健脾燥湿、消痰和胃为主，方选平胃散加减（苍术 15 g，陈皮 12 g，厚朴 12 g，党参 15 g，广藿香 12 g，佩兰 15 g，石菖蒲 15 g，白芷 10 g，姜半夏 12 g，醋香附 12 g，炒川楝子 10 g，麸炒枳壳 15 g）。湿郁化热者，可加滑石、栀子；湿盛泄泻者，可加茯苓、泽泻、薏苡仁；反酸较甚者，加海螵蛸、煅瓦楞子、浙贝母制酸止痛；纳呆加炒鸡内金、山楂、麦芽，健脾消食。

方药分析：平胃散出自《简要济众方》，由苍术、厚朴、甘草和陈皮组成，为治疗脾虚湿阻证之良方。方中苍术为君药，苦辛温燥，最善燥湿，兼以健脾，朱丹溪指出"苍术治湿，上、中、下皆有用，又能总解诸郁"。方中臣以厚朴，苦温芳香，行气除满，《名医别录》"温中，益气，消痰，下气；治霍乱及腹痛，胀满，胃中冷逆，胸中呕逆不止，泄痢，淋露，除惊，去留热，止烦满，厚肠胃"。君臣相合，使滞气得行，湿浊得化。陈皮为佐药，具有燥湿醒脾、理气化滞之功效，以助苍术、厚朴之力。生姜、大枣、甘草相伍，益气健脾和中。此方重在燥湿运脾，行气除满，使胃得和降，诸症自除。《临证指南医案》曰："太阴湿土，得阳始运。"脾主运化，脾虚可致湿滞，故治疗时常用藿香、佩兰、石菖蒲以化湿和胃。《本草经解》载"白芷入肝散风，芳香燥湿"，加白芷以健脾利湿；党参益气健脾，补中养胃，《本草从新》载"补中益气，和脾胃，除烦渴"；海螵蛸、煅瓦楞子、浙贝母以制酸止痛；枳壳以行气消痞；川楝子、醋香附以舒畅气机；鸡内金、山楂、麦芽助健胃消食；姜半夏辛温而燥，为化湿痰之要药，并善降逆和胃止呕。现代药理学表明，平胃散复方的主要提取物为甘草苷、厚朴酚、异甘草素等，是提高机体的内分泌调节、调节胃肠运动的物质基础[1]。

5.脾胃虚弱证

本证治法以补气健脾、温胃止痛为主，方选香砂六君子汤加减（木香10 g，砂仁6 g〈后下〉，茯苓12 g，党参15 g，麸炒白术12 g，炙甘草6 g，陈皮12 g，姜半夏12 g，炒鸡内金15 g，山楂15 g，麦芽15 g）。胃脘痛甚者，加木香、延胡索以行气止痛；反酸较甚者，加海螵蛸、煅瓦楞子、浙贝母制酸止痛。

方药分析：香砂六君子出自《古今名医方论》，功擅益气健脾，行气消痰，是经典的脾胃病症常用方药。方中党参健脾补肺、益气生津为君；臣以白术、半夏健脾燥湿；佐以茯苓渗湿健脾，陈皮、木香亦为佐，走而不守，芳香醒脾，理气止痛，李东垣曰"如欲调气健脾者，橘皮之功居其首焉"；砂仁辛温芳香，健脾和胃，理气散寒；甘草调和诸药。诸药相合，益增培补之功，共奏理气止痛，和胃散寒之效。现代相关研究表明，香砂六君子可有效抑制胃癌细胞增殖、改善胃肠动力、降低胃窦黏膜白细胞介素-6等炎性因子水平、调节胃黏膜微环境等[2]。张介宾

〔1〕黎颖婷、秦书敏、吴皓萌：《经典祛湿名方平胃散的古今文献研究》，《中国误诊学杂志》2021年第2期，第97-101页。

〔2〕周恩慧、许二平、张楠：《香砂六君子汤防治胃癌的临床与实验研究进展》，《中国实验方剂学杂志》2023年第4期，第221-227页。

云："善治脾者，能调五脏……而使食进胃强，即所以安五脏也。"脾胃虚弱证多由饮食失调或劳累过度，病久则脾胃气机损耗，运化失调所致，临床症见面色苍白，神疲乏力，少气懒言，脉细弱或沉细，方用香砂六君子汤，顾护正气，方可使病人气血生化有源，正气逐渐恢复。

6.气血两亏证

本证治法以益气养血、扶正抗癌为主，方选自拟"补气抗癌方"加减（党参20 g，黄芪〈蜜炙〉20 g，黄精20 g，山萸肉20 g，女贞子15 g，淫羊藿15 g，巴戟天20 g，丹参20 g，鸡血藤20 g，龟板30 g〈先煎〉，鹿角胶9 g〈烊化〉，大枣10枚，生地黄15 g）。便血、呕血严重者，加大剂量仙鹤草；偏于阴虚，减淫羊藿，生地黄易熟地黄，加玄参、知母、地骨皮；偏于阳虚者，加肉桂、炮附片。

方药分析：党参性平，味甘、微酸，健脾补气，益气生津；黄芪味甘，性微温，升补脾气；黄精味甘，性平，补脾益气，滋肾填精，《滇南本草》曰"补虚添精"，三者均可健脾益气。淫羊藿味辛、甘，性温，温补脾肾；巴戟天味甘、辛，性微温，《日华子本草》曰"安五脏，定心气"；山萸肉性酸涩，微温，温补肝肾，滋阴补阳，《雷公炮炙论》载其"壮元气，秘精"；鹿角胶味甘咸，性温，温补肝肾，益精养血，《医学入门》曰其主"咳嗽、吐血、咯血、嗽血、尿血、下血"。三者均可补肾助阳。根据"血以和为补"，丹参味苦，性微寒，鸡血藤味苦、甘，性温，《饮片新参》曰"去瘀血，生新血，流利经脉"，补血活血。干地黄味甘、微苦，性凉，滋阴清热，凉血补血；龟板味甘、咸，性寒，以滋阴潜阳，养血补血，朱震亨曰"补阴，主阴血不足，去瘀血，止血痢，续筋骨，治劳倦，四肢无力"。

此证型临床上多见目眩眼花，神疲乏力，自汗盗汗，胃胀纳呆，形体瘦弱，肌肤干燥，面色无华，呕血，舌淡苔薄白，脉沉细无力等症状。久病不愈，五脏阴阳气血俱衰，脾胃受损，生化乏源，气虚则推动无力，血虚则机体失养。此证型应以补气为主，佐以祛邪，需着重调理脾胃，以滋养气血生化之源。肾藏精，寓元阴元阳，因此也要注意对肾的补养和调护。

三、病案举隅

朱某某，男，51岁。

初诊：2021年9月11日（白露），胃脘部胀满不适3月余。患者诉饱食后胃脘部膜胀不适，伴嗳气频作，反酸，偶有烧心，眠差，纳可，二便调，舌淡红，苔白腻，脉滑。既往2020年因"胃恶性肿瘤"行"胃大部切除术"。查胃镜示：胆汁反流。西医诊断：1.胃恶性肿瘤［术后］；2.胃食管反流病。

中医诊断：癥瘕，证属脾虚湿阻证，治以燥湿运脾、行气和胃，方用平胃散加减。处方如下：苍术12g、陈皮12g、厚朴12g、甘草6g、广藿香12g、佩兰15g、石菖蒲15g、白芷10g、海螵蛸15g、浙贝母10g、瓦楞子15g〈先煎〉、鸡内金15g、姜半夏12g、醋香附12g、川楝子10g、麸炒枳壳15g、茯神15g、太子参30g、黄芪50g、白花蛇舌草30g、半枝莲30g。共7剂，水煎服，一日1剂，一日3次，餐后1小时口服。二诊：2021年9月18日（白露），胃脘部膜胀缓解，稍有腹痛，仍眠差、反酸、烧心，舌淡红，苔白腻，脉滑。上方去苍术，加白术15g、烫刺猬皮10g。继服7剂，煎服方法同前。三诊：2021年9月25日（秋分），胃脘部无不适之感，诸症明显减轻，睡眠质量改善，体重增加。

继服14剂，煎服方法同前。

【按】《素问·评热病论》曰"邪之所凑，其气必虚"[1]，《证治汇补·痞满》云"大抵心下痞闷，必是脾胃受亏，浊气挟痰，不能运化为患"，《景岳全书·述古》载"脾气不和，中央痞塞，皆土邪之所为也"，脾胃为后天之本，脾主升，胃主降，脾胃受损或虚弱导致脾虚不运，气机升降失调，气化不利，水湿内生，故治疗以燥湿健脾、行气消痞为主，方用平胃散加味。平胃散是治疗湿阻脾胃证的有效方，方中苍术为燥湿健脾要药，使湿去则脾运有权，脾健则湿邪得化；厚朴为臣，善于行气燥湿、消胀除满；陈皮为佐，理气健脾、燥湿化痰。方中对药海螵蛸、浙贝母、瓦楞子制酸和胃；白芷与对药藿香、佩兰、石菖蒲相合，醒脾化湿，使湿去脾得运；《名医别录》云茯神"味甘，平，主辟不祥，治风眩、风虚、五劳、七伤、口干，止惊悸……安魂魄，养精神"，功擅宁心安神；枳壳与对药醋香附、川楝子合用，增强行气消痞之力；太子参补气养阴，现代药理学研究显示，本品含有多种氨基酸，具有免疫调节作用，并且可以减轻损伤和修复炎症损伤[2]；《长沙药解》曰"黄芪，入肺胃而补气，走经络而益营……虚劳里急更良，善达皮腠，专通肌表"，故重用太子参、黄芪益气扶正；《神农本草经疏》载半夏"主伤寒寒热，心下坚，下气，咽喉肿痛，头眩，胸胀咳逆，肠鸣，止汗，消心腹胸膈痰热满结，咳嗽上气，心下急痛坚痞，时气呕逆"，现代药理学研究显示，方中含有琥珀酸、草酸钙针晶、甘草次酸等成分，可抑

---

〔1〕田代华整理《黄帝内经·素问》，人民卫生出版社，2005，第66页。

〔2〕宋叶、林东、梅全喜：《太子参化学成分及药理作用研究进展》，《中国药师》2019年第8期，第1506-1510页。

制胃蛋白酶活性以及应激性胃溃疡的发生[1]；而鸡内金消食化积、助脾运化，现代药理学研究显示，本品含氨基酸、胃蛋白酶、胃激素等，可明显增强胃的消化功能，促进胃排空[2]；半枝莲最早载于《外科正宗》，具有清热解毒、散瘀止血、利尿消肿的功效，现代药理学研究表明，半枝莲的水提物和醇提物均有明显的抗肺癌、胃癌、肝癌、乳腺癌、绒膜上皮癌的活性[3]；白花蛇舌草清热解毒、利湿通淋，药理学研究证实，白花蛇舌草具有抗氧化、抗菌消炎、保肝利胆、抗肿瘤等作用[4]，特别对多种肿瘤细胞（如人胶质瘤 U87 细胞、膀胱癌 EJ 细胞、鼻咽癌 CNE2 细胞、胃癌 7901 细胞）有一定的抑制作用。二诊症状明显减轻，苍术易白术，增强健脾益气之力，加烫刺猬皮化瘀止痛。《本草经疏》载刺猬皮"治大肠湿热、血热为病……阴肿痛引腰背，腹痛疝积，皆下焦湿热邪气留结所致，辛以散之，苦以泄之，故主之也"，具有凉血、解毒、止痛的功效，用于治疗胃脘疼痛、反胃呕吐、便血、血痢和痔疮等症。现代研究表明，刺猬皮上层的刺主含角蛋白，下层的真皮层，主含胶原与其他蛋白质（如弹性硬

〔1〕高振杰、罗沙、周建雄：《半夏的研究进展》，《四川中医》2019年第4期，第212-215页。

〔2〕孙爱萍、袁波、杨玉军：《鸡内金炮制的现代研究进展》，《中南药学》2018年第6期，第807-811页。

〔3〕肖海涛：《半枝莲化学成分研究》，硕士学位论文，沈阳药科大学，2006。

〔4〕张轲：《白花蛇舌草化学成分研究》，硕士学位论文，中国中医科学院，2016，第15页。

蛋白和脂肪）[1]。

第六节　功能性消化不良

功能性消化不良（Functional dyspepsia，FD）是临床常见的一种无器质性损伤证据的功能性胃肠疾病，2016年新罗马Ⅳ诊断标准将其定义为脑-肠互动障碍，主要症状表现为餐后饱胀不适、早饱、上腹痛、上腹灼烧感等。FD根据其症状分为餐后饱胀综合征和上腹痛综合征，其中餐后饱胀综合征以餐后饱胀不适为主，可严重影响日常活动，每周至少发作3次；上腹痛综合征以上腹痛为主，伴烧灼感，每周至少发作1天。FD在我国乃至全球发病率较高，病程较长，症状易反复发作，已严重影响患者的生活质量。目前，现代医学对FD的发病机制尚不明确，认为与幽门螺旋杆菌感染、胃肠动力障碍、胃电节律失常、脑肠中轴紊乱、胃肠低度炎症、肠黏膜屏障受损等密切相关。中医学根据其餐后饱胀、腹痛等临床表现，将FD归属于"痞满""胃脘痛""嘈杂"等范畴。"痞满""胃脘痛"最早见于《黄帝内经》，如《素问·至真要大论》言"太阳之复，厥气上行……心痛痞满"。唐宋以前"胃脘痛"称为"心下痛"，二者并不作区别，如《素问·六元正纪大论》云"民病胃脘当心而痛……膈咽不通，饮食不下"。中华中医药学会脾胃病分会将上腹痛综合征定义为中医的"胃痛"，将餐后饱胀综合征定义为中医的"胃痞"。

[1] 李冬、曲晓波、李娜：《动物药整理研究——刺猬皮》，《吉林中医药》2009年第5期，第422-423页。

一、病因病机

FD 的发生与外感六淫、情志不调、饮食不节等多种因素密切相关。《脾胃论·卷下·十四难》言"肠胃为市，无物不受，无物不入，若风、寒、暑、湿、燥，一气偏胜，亦能伤脾损胃"，外邪侵袭人体，由表及里，损伤脾胃功能，导致疾 FD 发生。张景岳指出"怒气暴伤，肝气未平而痞"，类似描述亦见于《类证治裁》，曰"气郁脘痛，必攻刺胀满"，肝主疏泄，主一身气机的调畅，脾胃作为人体气机的枢纽，肝气的调达是脾胃功能正常发挥的重要条件。如《沈氏尊生书》言"胃痛……惟肝气相乘为尤甚"，《血证论》云"木之性主于疏泄，食气入胃，全赖肝木之气以疏泄之，而水谷乃化。设肝之清阳不升，则不能疏泄水谷，渗泻中满之症在所不免"。随着社会节奏的日益加快，诸多患者长期处于紧张、压抑的状态下，易致肝气郁结，气机阻滞，脾气不升，胃气不降，中焦斡旋失司，发为本病。本病易反复发作，病程较长，属本虚标实、虚实夹杂之证。患者素体脾胃虚弱，失于运化，加之肝气疏泄失常，气机阻滞，局部气血运行受阻，久之痰湿、瘀血等病理产物产生，进一步损伤脾胃，形成恶性循环。

汪龙德主任医师认为，功能性消化不良的病位主要责之于肝、脾、胃，由脾失运化、肝失疏泄、胃失和降所致。

二、辨证论治

本病临床上以肝气犯胃证、肝气郁结证、湿阻气滞证、湿热壅滞证、湿热食积证、脾胃虚寒证、寒热错杂证、胃阴亏虚证、脾胃气虚证等较为多见。

1.肝气犯胃证

本证治法以疏肝健脾、理气和胃为主，方选小柴胡汤加减

（柴胡12 g，黄芩12 g，姜半夏12 g，麸炒白术15 g，太子参15 g，黄芪15 g，海螵蛸15 g，瓦楞子15 g〈先煎〉，浙贝母10 g，延胡索12 g，郁金10 g，丹参10 g，炙甘草6 g）。

方药分析：该方在小柴胡汤基础上加减化裁而来。小柴胡汤出自《伤寒论》，寒热并用，攻补兼施，集辛开、苦降、甘调于一体，虽治在肝胆，又旁顾脾胃；既清解邪热，又培补正气，而使三焦疏达，脾胃调和，内外宣通，枢机畅利，则痛自消。方中人参、黄芪健脾益气，炙甘草补益心脾之气，白术健脾燥湿，且诸药均为甘味，主入脾经，能够起到补脾以滋心阴、养心血的作用；方中人参易太子参，健脾益气生津；对药海螵蛸、浙贝母、瓦楞子制酸止痛；气机阻滞日久，必有瘀血停留，故加延胡索、郁金、丹参行气活血止痛。

汪龙德主任医师认为，"柴胡证，但见一症便是，不必悉具"，临床常见口苦、咽干、胸胁苦满、脉弦即可用之，意以疏肝为主，肝之疏泄功能正常，中焦枢机升降有常，脾胃运化功能恢复，水谷生化有源，疾病可愈。

2.肝气郁结证

本证治法以疏肝解郁、健脾和胃为主，方选自拟"大柴平汤"加减（柴胡12 g，枳实15 g，白芍12 g，川芎10 g，香附10 g，陈皮12 g，苍术15 g，厚朴12 g，郁金10 g，川楝子10 g，旋覆花15 g〈包煎〉，代赭石15 g〈先煎〉，海螵蛸15 g，浙贝母10 g，瓦楞子15 g〈先煎〉，鸡内金15 g，山楂15 g，麦芽15 g，瓜蒌15 g）。

方药分析：该方为汪龙德主任医师自拟"大柴平汤"加味，方中柴胡功善疏肝解郁，苍术健脾燥湿，共为君药；枳实、川芎、香附理气疏肝，陈皮、厚朴行气燥湿，既助柴胡解肝经之郁滞，又增强燥湿和胃之功，共为臣药；白芍养血柔肝，缓急止痛，可防攻伐太过伤及肝体。方中郁金、川楝子相伍，疏肝泄热，行气止痛；《神农本草经》载旋覆花"味咸，温。主结气，胁下满，惊悸。除水，去五脏间寒热，补中，下气"，与代赭石相合，降逆除嗳；现代药理研究表明，瓦楞子含有碳酸钙成分，可以有效中和胃酸，减轻疼痛，并明显降低溃疡指数，具有保护胃黏膜的作用，其与乌贝散（即海螵蛸、浙贝母）相合，制酸止痛；《血证论·脏腑病机论》云"木之性主于疏泄，食气入胃，全赖肝木之气以疏泄之，而水谷乃化"，若肝气郁结，脾失健运，则饮食不化，故加对药鸡内金、山楂运脾消食；配伍瓜蒌润肠通便。鸡内金、山楂、麦芽三药均可消食化滞，现代药理研究证实，鸡内金中包含多种蛋白质、多糖、氨基酸等成分，具有促进小肠推进的作用，以加快消化道排空速度；山楂含维生素C、维生素B2、胡萝卜素及多种有机酸，能有效增加胃中消化酶的分泌，并能增强酶的活性，以促进消化，调整胃肠紊乱；麦芽可轻度促进胃酸及胃蛋白酶的分泌，还可以调节肠道菌群，明显改善胃肠功能紊乱。诸药合用，共奏疏肝理气止痛、健脾燥湿和胃之功。

3.湿阻气滞证

本证治法以燥湿健脾、行气止痛为主，方选平胃散加减（苍术15 g，陈皮12 g，厚朴12 g，姜半夏12 g，茯苓12 g，甘草6 g，广藿香12 g，佩兰15 g，石菖蒲15 g，白芷10 g，醋香附12 g，盐川楝子10 g，干姜10 g，炙淫羊藿15 g，桂枝10 g，海螵蛸15 g，煅瓦楞子15 g〈先煎〉，麸炒枳壳15 g）。

方药分析：方中以苍术为君，温燥脾胃，可增强脾之运化能力，又能使胃中阳气升发，有"止吐泻"的功效；厚朴为臣，芳香苦燥，行气除满，《雷公炮制药性解》言其"去实满而治腹胀，除湿结而和胃气"；陈皮为佐，燥湿醒脾、理气和胃，《本草纲目》云"橘皮，苦能泄、能燥，辛能散，温能和。其治百病，总是取其理气燥湿之功"；甘草调和诸药，补益脾气。全方合"治湿先顺气，气顺湿自消，治胃在运脾，脾运胃自健"之义，共奏脾升胃降、平运胃气之效。方中对药藿香、佩兰、石菖蒲，与白芷相伍，芳香醒脾化湿；对药海螵蛸、瓦楞子制酸以止痛；枳壳、醋香附、川楝子相合，调畅中焦气机；黄元御曰"仙灵脾，滋益精血，温补肝肾"，《神农本草经》载"干姜，味辛，温。主胸满，咳逆上气，温中，止血……下利"，"牡桂，味辛，温。主上气咳逆，结气，喉痹……补中益气"，此三药"珠联璧合"，振奋三焦疲惫之阳，共奏助阳化气之功；茯苓、姜半夏相伍，健脾渗湿、温中化饮。

汪龙德主任医师认为，功能性消化不良多由湿邪所致，多种因素导致脾胃运化失司，进而致使湿滞中焦，气机阻滞，故见中焦痞满不适等症，治以平胃散加味。

4.湿热壅滞证

本证治法以宣畅气机、清利湿热为主，方选三仁汤（炒苦杏仁10 g〈后下〉，薏苡仁20 g，白豆蔻10 g〈后下〉，姜半夏12 g，厚朴12 g，通草3 g，滑石15 g，淡竹叶6 g，佩兰15 g，石菖蒲15 g，广藿香12 g，白芷10 g）。

方药分析：三仁汤首见于《温病条辨》，由清代温病学家吴鞠通依据叶天士《临证指南医案》创立。方中杏仁开宣肺气，使湿邪从上焦宣发；白豆蔻芳香化湿、行气宽中、醒脾和胃，使湿邪从中焦而解；薏苡仁利水渗湿，使邪从下焦而去，三仁合用为君药。滑石清膀胱之湿热、通水道之淋涩，通草行血脉之瘀涩、利水道之淋癃，淡竹叶利水去湿、泻热除烦，三者同用为臣药，加强下焦渗利之功。《长沙药解》载半夏"下冲逆而除咳嗽……泻心下之痞满，善调反胃"，李中梓曰"厚朴，味苦辛，性温……去实满而治腹胀，除湿结而和胃气，止呕清痰，温中消食"，二者合用为佐药，行气燥湿、消痞除满。诸药合用，宣上、畅中、渗下，使湿热之邪从上、中、下三焦分消，共奏宣畅气机、清利湿热之功。方中对药藿香、佩兰、石菖蒲、白芷芳香醒脾化湿。现代研究表明，平胃散具有促进胃排空、调控胃肠屏障、增强胃肠动力等作用，这与功能性消化不良的现代医学机制相吻合[1]。

　　汪龙德主任医师认为，中焦湿热的基本病机为脾胃虚弱为本，湿热蕴结为标，属本虚标实之证。湿热之邪无论孰轻孰重，皆以祛湿为主、清热为辅，因湿去则热易消，选方当以集宣湿、燥湿、渗湿于一身者——三仁汤为主，而中焦湿热多夹气夹痰夹瘀，故临证中多配伍柴胡、郁金、香附、川楝子等理气之品以调畅气机，丹参、乳香、没药等以活血化瘀；白芷为风药，风可胜湿，其与对药藿香、佩兰、石菖蒲相合，芳香化湿，醒脾开胃，另外需注意把握患者舌象的湿热比重，即薛氏所言"凭验舌以投剂，为临证时要诀"。

〔1〕刘舒、秦竹：《平胃散及附方香砂平胃散的临床应用及现代研究进展》，《黑龙江中医药》2016年第2期，第78-79页。

5.湿热食积证

本证治法以清热祛湿、消食化积为主，方选枳实导滞丸加减（麸炒枳实15 g，酒大黄6 g，黄芩10 g，黄连6 g，茯苓12 g，盐泽泻10 g，白术15 g，焦六神曲15 g，姜半夏12 g，海螵蛸15 g，瓦楞子15 g〈先煎〉，瓜蒌15 g，槟榔10 g）。

方药分析：枳实导滞丸出自李东垣《内外伤辨惑论》，曰"治伤湿热之物，不得施化，而作痞满，闷乱不安"。方中大黄为君药，清热祛湿，使湿热郁积之邪下行而去；黄芩、黄连、枳实、神曲共为臣药，"古人治湿热而感之病，必先通利气机，俾气水两畅，则湿从水化，热从气化，庶几湿热无所凝结"，黄芩、黄连苦寒燥湿，枳实、神曲行气消食，共治湿热；白术、茯苓、泽泻三者为佐药，白术、茯苓性温，故既可健脾益胃气，又可防寒凉伤胃。方中海螵蛸、瓦楞子抑制胃酸分泌，以达制酸止痛之功；姜半夏与黄芩、黄连相合，寓"辛开苦降"之意，调畅中焦气机；瓜蒌与槟榔相伍，消食导滞、涤肠通腑。诸药合用，辛温以散结，苦燥以通降，行气以消食，使气机得畅，湿热得除，胃痛则愈。

汪龙德主任医师认为，现代人们生活水平不断提高，嗜食肥甘厚味，最易损伤脾胃，食积不化致水饮湿邪停聚，困厄脾胃，久则郁而化热，湿热胶着结聚于中焦，发为本证。

6.寒热错杂证

本证治法以辛开苦降、平调寒热、散结消痞为主，方选半夏泻心汤加减（姜半夏12 g，黄连6 g，黄芩10 g，干姜10 g，太子参15 g，醋香附12 g，川楝子10 g，炙甘草6 g，枳实15 g）。

方药分析：半夏泻心汤出自《伤寒论·辨太阳病脉证并治

下》。其第 149 条"伤寒五六日，呕而发热者……但满而不痛者，此为痞，柴胡不中与之也，宜半夏泻心汤"，《金匮要略·呕吐哕下利病脉证治》亦载"呕而肠鸣，心下痞者，半夏泻心汤主之"，该方组方简练，配伍精妙，功在平调寒热、辛开苦降、散结除痞，主治寒热互结之痞证。方中辛温之半夏为君，燥湿健脾，除痞散结，又善和胃降逆；臣以干姜之辛热温中散寒，增强半夏醒脾健运之力；芩、连之苦寒以沉降泄热，散结开痞；佐以人参甘温补气，健脾补虚；炙甘草为使，益脾和中，调和诸药。临床使用多将人参易太子参，取其甘润之性，健脾益气而不助热；香附、川楝子与枳实相伍，增强行气消痞之力；全方旨在苦辛用以顺其升降，甘温伍以调补中焦，补泻同施以扶正祛邪，具有和胃降逆、散结开痞之功。现代研究表明，半夏泻心汤可通过调节胃肠运动、调控胃肠激素、抑制 HP 活性、降低内脏敏感性、影响 Cajal 间质细胞超微结构、调节免疫功能等机制以改善功能性消化不良患者的临床症状[1]。

汪龙德主任医师认为，久病则会使脾胃虚弱，湿浊邪气蕴结日久不除则会化热，加之外邪内侵，寒热之邪胶着，结于中焦而致功能性消化不良者，常选用半夏泻心汤加味调和寒热、散结除满。

7.脾胃虚寒证

本证治法以温胃散寒、益气健脾为主，方选黄芪建中汤加减（黄芪 30 g，桂枝 10 g，白芍 12 g，干姜 10 g，姜半夏 12 g，制吴茱萸 6 g，乳香 10 g，延胡索 10 g，炙甘草 6 g）。

---

[1]周嘉培、王小平、曹志群等：《半夏泻心汤治疗功能性消化不良的网络药理学研究》，《世界中医药》2021年第17期，第2576-2581页。

方药分析：黄芪建中汤，即小建中汤加黄芪，出自《金匮要略》。《金匮要略·血痹虚劳病脉证并治》曰："虚劳里急，诸不足，黄芪建中汤主之。"黄芪，《药品化义》言其"性温能升阳，味甘淡……主健脾，故内伤气虚……使补中益气，治脾虚泄泻"；《长沙药解》论桂枝曰："入肝家而行血分，走经络而达营郁……舒筋脉之急挛，利关节之壅阻。入肝胆而散遏抑，极止痛楚，通经络而开痹涩……大抵杂证百出，非缘肺胃之逆，则因肝脾之陷，桂枝既宜于逆，又宜于陷，左之右之，无不宜之"；《名医别录》论芍药曰："通顺血脉，缓中，散恶血，逐贼血，去水气，利膀胱、大小肠，消痈肿，时行寒热，中恶，腹痛，腰痛"；《长沙药解》载："胶饴味甘……入太阴而补脾精，走阳明而化胃气，生津润辛金之燥，养血滋乙木之风，善缓里急，最止腹痛"。诸药配伍，不仅体现了桂枝汤平和阴阳、调和营卫之功效，且芍药、甘草相配，合"芍药甘草汤"之意，缓急止痛。方中生姜易干姜，与制吴茱萸、姜半夏相合，温中和胃；乳香、延胡索理气止痛。

汪龙德主任医师认为，患者恣食生冷寒凉，损伤中阳，阳虚生寒，失于温养，故治疗当以温中健脾、和胃止痛，治疗时当注意脾肾，常配伍肉桂、炮附片、小茴香、干姜以温补先天、后天之阳。

8.胃阴亏虚证

本证治法以养阴益胃、益气健脾为主，方选沙参麦冬汤加减（太子参15 g，麦冬12 g，南沙参12 g，天花粉12 g，玉竹12 g，石斛12 g，黄芪30 g，炒白术15 g，葛根15 g，鸡内金15 g，山楂15 g，麦芽15 g）。

方药分析：沙参麦冬汤出自清代著名医家吴鞠通《温病条辨》，言"燥伤肺胃阴分，或热或咳者，沙参麦冬汤主之"，为清养肺胃、生津润燥的代表方。方中太子参、黄芪、炒白术健脾和胃、益气生津；对药鸡内金、山楂、麦芽消食化积，助脾运化；石斛甘润，与葛根相合，生津止渴。现代药理学研究表明，沙参麦冬汤具有抗炎、提高免疫、保护胃黏膜、抑制胃运动亢进等作用[1]。

汪龙德主任医师认为，脾胃互为表里，其中气虚多责之于脾，阴虚多责之于胃，胃病时久，耗伤气阴，气血生化乏源，脏腑失于濡养，胃失和降，引发此病，故治疗以养阴益胃、益气健脾为主。

9.脾胃气虚证

本证治法以健脾益气、和胃止痛为主，方选自拟"参术运脾汤"加减（太子参15 g，白术15 g，白芷10 g，酒大黄6 g，柴胡12 g，升麻12 g，槟榔10 g，瓜蒌15 g，鸡内金15 g，山楂15 g，麦芽15 g，陈皮12 g，厚朴12 g，醋香附12 g，盐川楝子10 g，茯苓15 g）。

方药分析：该方为自拟"参术运脾汤"，由太子参、白术、白芷、酒大黄、柴胡、升麻、槟榔、瓜蒌8味药组成。方中太子参为君，味甘微苦而性平，益气健脾，生津润肺，为气阴双补之品；现代药理学研究表明，太子参具有抗应激、抗疲劳、降血糖、降血脂、增强免疫功能、改善记忆力障碍、延缓肾小球硬化等作用。白术为臣，健脾益气，《神农本草经疏》记载，白术可

〔1〕高尚、李巾、黄费炳等：《沙参麦冬汤的药理作用和临床应用研究进展》，《中医药导报》2020年第2期，第115-118页。

除心下急满、益津液，亦可消食暖胃。风药之白芷，一则轻清上浮，升发脾胃清阳之气，二则燥湿和中，《本草经集注》曰白芷"治风邪，久渴，吐呕，两胁满"；大黄酒炙后，其泻下之力得缓，苦降泄热、逐瘀化滞，使陈者去新者生；槟榔味苦辛，性温，归胃、大肠经，具有杀虫、消积、行气、利水等功效，黄元御言其"降浊下气，破郁消满，化水谷之陈宿，行痰饮之停留"；瓜蒌润燥滑肠，《本草衍义》言其"治肺燥，热渴，大肠秘"，共为佐药。柴胡、升麻为佐，升举清阳之气，与酒大黄、白芷相合，通调气机之升降，气机畅达，清升浊降，则胃痞得安。方中茯苓健脾化湿；对药香附、川楝子行气消痞；鸡内金、山楂、麦芽消食和胃，健脾助运。鸡内金，原名"肶胵里黄皮"，始载于《神农本草经》，可消食健胃、涩精止遗，具有养胃阴、生胃津、化结石、消瘀积之功；陈皮、厚朴与白术相伍，合"平胃散"之意，燥湿健脾，湿去脾自运。

汪龙德主任医师认为，脾胃为后天之本，气血生化之源，脾主升，胃主降，亦为气机升降之枢纽。若素体脾胃虚弱，或者久病致虚，中焦斡旋不及，则气机升降失司，脾不升清，胃不降浊，引发功能性消化不良，治以健脾益气、和胃止痛为主。

三、病案举隅

王某，男，55岁。

初诊：2020年8月11日（立秋），胃脘部胀满不适1月余。患者诉胃脘部胀满不适，饱食后尤甚，伴口干口苦，纳呆，大便黏腻不爽，小便色黄，舌红，苔黄厚腻，脉滑数。2019年查胃镜示：慢性萎缩性胃炎。西医诊断：1.功能性消化不良；2.慢性萎缩性胃炎。

中医诊断：胃痞，证属湿热壅滞证，治以清利湿热、行气消痞，方用三仁汤加味。处方如下：苦杏仁10 g〈后下〉，白豆蔻10 g〈后下〉，薏苡仁20 g，姜半夏12 g，厚朴12 g，通草10 g，滑石20 g，淡竹叶6 g，藿香12 g，佩兰15 g，石菖蒲15 g，柴胡12 g，黄芩12 g，川楝子10 g，苍术15 g，陈皮12 g，白芷10 g。共7剂，水煎服。一日1剂，一日3次，餐后1小时口服。二诊：2020年8月18日（立秋），胃脘部胀满减轻，纳可，口干口苦好转，大便正常，自觉乏力、汗多，舌淡红，苔白腻，脉滑数。上方去通草、淡竹叶、滑石，加党参15 g、防风10 g、浮小麦30 g、煅龙骨30 g〈先煎〉、牡蛎30 g〈先煎〉。继服7剂，煎服方法同前。三诊：2020年8月25日（处暑），诸症明显减轻，舌淡红，苔薄白，脉滑。上方去龙骨、牡蛎、藿香、佩兰、石菖蒲，加茯苓12 g。继服7剂，煎服方法同前。后随访，诸症减轻。

【按】《黄帝内经·生气通天论》曰"因于湿，首如裹，湿热不攘"；《黄帝内经·六元正纪大论》云"湿热相薄……民病黄瘅"，其病因为"此肥美之所发也，此人必数食甘美而多肥也"；《太平惠民和剂局方·卷六》曰"脾胃受湿，瘀热在里，或醉饱房劳，湿热相搏"，认为饮酒或饱食等可损伤脾胃，渐成湿热之势；李东垣《兰室秘藏·中满腹胀论》云"膏粱之人，湿热郁于内，而成胀满"，认为湿热蕴结中焦，则脾胃升降失职，中焦气机不利，发为痞满，故治疗以清利湿热、行气消痞为主，方用三仁汤加味。

三仁汤首见于《温病条辨》，由清代温病学家吴鞠通依据叶天士《临证指南医案》创立。三仁汤方："杏仁五钱，飞滑石六钱，白通草二钱，白蔻仁二钱，竹叶二钱，厚朴二钱，生薏仁六钱，半夏五钱。甘澜水八碗，煮取三碗，每服一碗，日三服"。杏仁开宣肺气，使湿邪从上焦宣发；白豆蔻芳香化湿、行气宽中、醒脾和胃，使湿邪从中焦而解；薏苡仁利水渗湿，使邪从下焦而去。滑石清膀胱之湿热、通水道之淋涩，通草行血脉之瘀涩、利水道之淋癃，淡竹叶利水去湿、泻热除烦，三者同用为臣药，加强下焦渗利之功。《长沙药解》载"半夏，下冲逆而除咳嗽……泻心下之痞满，善调反胃"，李中梓曰"厚朴，味苦辛，性温，去实满而治腹胀，除湿结而和胃气，止呕清痰，温中消食"，二者合用为佐药，行气燥湿、消痞除满。诸药合用，宣上、畅中、渗下，使湿热之邪从上、中、下三焦分消，共奏宣畅气机、清利湿热之功。方中对药藿香、佩兰、石菖蒲、白芷芳香醒脾化湿；柴胡、黄芩合"小柴胡汤"之意，伍以川楝子疏肝理气、清泄郁热；苍术、陈皮与厚朴相伍，合"平胃散"之意，燥湿和中。二诊患者诉乏力、汗多，此乃脾胃气虚，卫外不固，故加党参、防风、浮小麦、煅龙骨、牡蛎以益气固表止汗。三诊症状明显减轻，调方继服，巩固疗效。

第七节　消化性溃疡

消化性溃疡（Peptic ulcer，PU）好发于胃和十二指肠部位，是黏膜的局限性组织缺损、炎症与坏死性病变，深达黏膜肌层；病变主要与黏膜被胃酸、胃蛋白酶自身消化有关。临床表现具有慢性、周期性、节律性上腹痛的特点，胃溃疡在上腹偏左，十二指肠溃疡在上腹偏右，疼痛多呈隐痛、灼痛或胀痛；胃溃疡饭后半小时疼痛明显，至下次餐前缓解；十二指肠溃疡有空腹痛、半夜痛，进食可缓解，常伴反酸、烧心、嗳气等症状，亦可伴心理症候群。消化性溃疡属于中医学"胃脘痛""痞满""嘈杂"等范畴。《灵枢·邪气脏腑病形》云"胃病者，腹膜胀，胃脘当心而痛"；《素问·六元正纪大论》谓"木郁之发……民病胃脘当心而痛"；《素问·至真要大论》载"太阳之复，厥气上行……心胃生寒，胸膈不利，心痛痞满"；《丹溪心法·嘈杂》曰"嘈杂，是痰因火动，治痰为先"，《景岳全书·嘈杂》谓"嘈杂一证，或作或止，其为病也，则腹中空空，若无一物，似饥非饥，似辣非辣，似痛非痛，而胸膈懊侬，莫可名状，或得食而暂止，或食已而复嘈，或兼恶心，而渐见胃脘作痛"。

一、病因病机

消化性溃疡的病因为外邪侵袭、饮食不节、药物损害、七情内伤、素体不足等多个方面。《景岳全书》云"寒在上者，为吞酸，为膈噎，为饮食不化，为嗳腐胀哕"，《素问·痹论》说"饮食自倍，肠胃乃伤"，李东垣《脾胃论》载"饮食劳倦则伤脾"。嗜食肥甘厚腻，脾虚生湿，聚湿生痰，痰湿郁而化热；忧思恼怒致肝失疏泄，肝气犯胃，气机阻滞，胃失和降。《素问·五运行大论》说"气有余，则制己所胜而侮所不胜；其不及，则己所不胜侮而乘之，己所胜轻而侮之。"本病病位在胃，与肝脾关系密切，其基本病机是胃气失和，气机不利，胃失濡养，属本虚标实之证，脾胃虚弱为本，瘀血阻滞为标。

二、辨证论治

汪龙德主任医师认为，本病的治疗应从整体出发，扶正祛邪，标本兼治。中医治疗消化性溃疡，既需重视整体辨证论治，又要考虑局部辨病论治。整体辨证论治以整体观念为指导，综合考虑脾胃与他脏的关系，采用辛开苦降、疏肝调脾、甘温补气等治法；局部辨病论治则结合脾胃各自的生理病理特点，注意局部清热之法，将整体辨证论治与局部辨病论治有机结合，有助于提高疗效。汪龙德主任医师提出以脾胃虚弱、肝脾失调、胃络失养为基本病机，治疗应从肝脾入手，脾虚为其本，热毒血瘀是其标，在临证中提倡通调五脏，尤重健脾。本病在临床上以脾胃虚寒证、肝气犯胃证、寒热错杂证等证型多见，治疗上多以疏肝和胃、理气温中、平调寒热等为主。

1.脾胃虚寒证

证见胃脘疼痛，疼痛性质为隐痛，空腹时疼痛感明显，进食后疼痛缓解，喜热饮食，喜暖喜按，神疲乏力，四肢不温，大便溏薄，舌淡苔白润，脉沉迟无力或细。多为久病或先天不足引起脾胃亏虚所致，治疗时当以温中健脾为治则。方选黄芪建中汤加味（黄芪30g，桂枝10g，白芍12g，生姜10g，姜半夏12g，制吴茱萸6g，海螵蛸15g，瓦楞子15g〈先煎〉，浙贝母10g，乳香10g，延胡索10g，炙甘草6g，大枣6g，饴糖6g）。

方药分析：方中以黄芪、饴糖为君药，黄芪益气健脾，饴糖补脾、补虚、止痛；桂枝、生姜为臣药，桂枝温经通脉、助阳化气，生姜温中止呕；白芍、大枣为佐药，白芍养血调经、柔肝缓急，大枣补中益气、养血安神；炙甘草为使药，益气复脉，调和诸药；吴茱萸温中和胃；海螵蛸、浙贝母、瓦楞子制酸止痛；乳香、延胡索理气止痛。诸药相合，温中以健脾，方可化源足，气血生，营卫调，诸症平。现代药理学研究表明，黄芪建中汤能够有效提高血管内皮生长因子表达，有助于新生血管快速生成，促使胃肠黏膜血供有效改善，以快速修复胃黏膜损伤；干姜可以诱导消化道黏膜上皮细胞增殖，帮助溃疡迅速修复，并且可以对胃酸与胃蛋白酶分泌进行合理抑制，具有保护胃黏膜的作用；甘草也可以对胃酸分泌进行抑制，减少胃内pH值，促进胃黏膜上皮细胞合成糖胺，加快胃黏膜上皮细胞修复，改善临床症状[1]、[2]。

2.肝气犯胃证

证见胃脘部疼痛，疼痛为隐痛或胀痛，疼痛时常波及后背或胸胁，多伴有纳差、泛酸及嗳气等症状，当患者心理压力较大或情绪波动较大时症状加重，舌苔黄或者薄白，脉沉弦。方选自拟"小柴平汤"加味（柴胡12 g，黄芩12 g，姜半夏12 g，党参15 g，苍术15 g，陈皮12 g，厚朴12 g，炙甘草6 g，麸炒枳壳15 g，醋香附12 g，盐川楝子12 g，鸡内金15 g，山楂15 g，麦芽15 g，旋覆花15 g〈包煎〉，代赭石30 g〈包煎〉，紫苏梗12 g，白芷12 g）。

方药分析：方中柴胡疏利肝胆之气郁，黄芩清退肝胆之郁蒸，半夏平降肝胃之气逆，生姜开散脾胃之气壅，四药相须，通行肝经郁结之气；人参、甘草、大枣补中益胃，以防柴、芩、夏、姜因发散太过耗伤肝阴之弊。平胃散出自《太平惠民和剂局方》，方中苍术燥湿运脾，厚朴行气除满且可化湿，陈皮理气和胃、燥湿醒脾，甘草调和诸药、益气和中，加生姜温散水湿、和胃降逆，大枣补脾益气，综合全方，燥湿与行气并用，以燥湿为

---

〔1〕李婷、史志华、薛武进等：《血清胃泌素、超敏C-反应蛋白和降钙素原与幽门螺杆菌阳性消化性溃疡治疗效果的相关性研究》，《中国卫生检验杂志》2019年第4期，第456页。

〔2〕胡荣、宋婷、刘静静等：《胃苏颗粒联合四联疗法对幽门螺杆菌相关性消化性溃疡患者血清炎性因子、胃肠激素及生活质量的影响》，《现代生物医学进展》2021年第14期，第2675-2678页。

主。方中麸炒枳壳、醋香附、盐川楝子疏肝行气；对药鸡内金、山楂、麦芽消食化积，健脾助运；对药旋覆花、代赭石与紫苏梗相合，降逆止呕；白芷为风药，醒脾化湿。诸药相合，共奏疏肝和胃、降逆止呕之功。

3.寒热错杂证

脾升胃降，升降相因，脾胃腐熟运化有常。消化性溃疡多为脾胃同病，脾胃升降失司，阴阳失衡，脾气不升，胃气不降，气机结滞于中焦，郁久化热，灼伤血络，发为本病。方选半夏泻心汤加味（姜半夏12 g，黄连6 g，黄芩10 g，干姜10 g，人参15 g〈另煎〉，海螵蛸15 g，煅瓦楞子15 g〈先煎〉，醋香附12 g，炒川楝子10 g，炙甘草6 g，枳实15 g）。

方药分析：辛开苦降符合"脾升胃降"的特性，是脾胃相关疾病的基本方法。辛甘发散为阳，辛可升可散，助脾气之升，散脾胃结滞；酸苦涌泻为阴，苦能降能泻，助胃气之降。脾气升则运化有权，胃气降则受纳司职。张仲景《伤寒论》的半夏类泻心汤，皆以辛开苦降配伍，相因为用，升中有降而升不过散，降中有升而降不下陷，可达到消解中焦痞满的疗效。方中以辛温之半夏为君，燥湿健脾，除痞散结，又善和胃降逆；臣以干姜之辛热温中散寒，增强半夏醒脾健运之力；芩、连之苦寒以沉降泄热，散结开痞；佐以大枣、人参甘温补气，健脾补虚；炙甘草为使，益脾和中，调和诸药。海螵蛸、瓦楞子制酸止痛；香附、川楝子与枳实相伍，增强行气消痞之力；全方旨在苦辛用以顺其升降，甘温伍以调补中焦，补泻同施以扶正祛邪，具有和胃降逆、散结开痞之功。现代研究显示，半夏泻心汤能够促进机体免疫力的提高，发挥抗溃疡、抗炎的效果，且可对疾病复发率控制，更好改善患者的预后[1]。

三、病案举隅

郭某某，男，50岁。

初诊：2021年10月8日（寒露），胃脘不适伴恶心呕吐2周余。患者诉胃脘部疼痛伴恶心呕吐2周余，伴嗳气频作，口苦，纳呆，眠可，二便调，舌淡，苔白腻，脉弦滑。3年前查胃镜示：十二指肠溃疡。西医诊断：1.十二指肠溃疡；2.神经性呕吐。

中医诊断：胃脘痛，证属肝气犯胃，治以疏肝和胃、降逆止呕，方用自拟"小柴平汤"加味。处方如下：柴胡12 g，黄芩12 g，姜半夏12 g，党参15 g，苍术15 g，陈皮12 g，厚朴12 g，炙甘草6 g，麸炒枳壳15 g，醋香附12 g，盐川楝子12 g，鸡内金15 g，山楂15 g，麦芽15 g，旋覆花15 g〈包煎〉，代赭石30 g〈包煎〉，紫苏梗12 g，白芷12 g。共7剂，水煎服，一日1剂，一日3次，餐后1小时口服。二诊：2021年10月15日（寒露），呕吐明显缓解，嗳气好转，纳佳，上方去山楂、麦芽，代赭石减至15 g。继服7剂，煎服方法同前。

【按】《灵枢·四时气》曰"善呕，呕有苦，长太息……邪在胆，逆在胃，胆液泄，则口苦，胃气逆则呕苦，故曰呕胆"，认为肝胆之气犯胃，可使胃气上逆，胃失和降而致呕。《灵枢·经脉》云"肝足厥阴之脉……是主肝所生病也，胸满呕逆飧泄"，指出肝气不舒，脾胃失司，导致呕吐。《景岳全书·呕吐》谓"气逆作呕者，多因郁怒，致动肝气，胃受肝邪，所以作

---

[1] 李玉洁、魏丹丹、史扬等：《半夏泻心汤联合川乌对胃溃疡大鼠血清胃泌素水平的影响》，《中医学报》2017年第3期，第405–408页。

呕"。[1]《临证指南医案》云"肝为起病之源，胃为传病之所"，并提出"泻肝安胃"为呕吐治疗纲领。肝主疏泄，喜条达，可调畅人体一身之气，促进脏腑气机升降平衡，辅助胃气下降、腐熟水谷；胃气下降，脾气上升，气机健运如常，气血化生有源，水谷精微充足，能助肝阴濡润而疏泄正常。平素喜怒愤懑，五志过极，肝失疏泄，气行不畅，滞于胃腑，木郁土壅，滞而不通，胃气不降，导致气逆作呕，故治疗以疏肝和胃、降逆止呕为主，方用自拟"小柴平汤"加味。

汪龙德主任医师临床三十余载，擅用自拟"小柴平汤"加味（即小柴胡汤合平胃散），治疗多种消化系统疾病，如胃痞、胃痛、呕吐等，疗效显著。小柴胡汤出自《伤寒杂病论》。方中柴胡疏利肝胆之气郁，黄芩清退肝胆之郁蒸，半夏平降肝胃之气逆，生姜开散脾胃之气壅，四药相须，通行肝经郁结之气；人参、甘草、大枣补中益胃，以防柴、芩、夏、姜因发散太过耗伤肝阴之弊；全方温而不伤阴，寒而不伤阳，具有升清降浊、推陈致新之功效，为治疗气郁呕吐之良方。平胃散以燥湿健脾为主，且燥湿与行气并用。方中麸炒枳壳、醋香附、盐川楝子疏肝行气；对药鸡内金、山楂、麦芽消食化积，健脾助运；对药旋覆花、代赭石与紫苏梗相合，降逆止呕；白芷为风药，醒脾化湿。诸药相合，共奏疏肝和胃、降逆止呕之功。

〔1〕张强：《化湿和胃饮防治含顺铂化疗后湿阻中焦型恶心呕吐的临床研究》，硕士学位论文，南京中医药大学，2017。

第八节 肠易激综合征

肠易激综合征（Irritable bowel syndrome，IBS）属于临床常见的以腹部疼痛或者不适为主，且伴有排便习惯改变或大便形态形状异常的非器质性肠道功能紊乱疾病。随着人们生活习惯和精神压力的改变，其发病率逐年上升，严重影响患者的身心健康，且伴随沉重医疗负担。IBS临床表现为持续存在或间歇反复发作的腹痛、腹泻、腹胀、黏液便、便后窘迫感等消化道症状，腹痛、腹胀可在便后得到缓解。罗马诊断标准根据临床上粪便性状的不同，将IBS分为四种类型：第一种为腹泻型IBS（Irritable bowel syndrome with predominant diarrhea，IBS-D），即大便稀烂大于25%，且干结小于25%；第二种为便秘型IBS（irritable bowel syndrome with predominant constipatio，IBS-C），大便干结大于25%，且稀烂少于25%；第三种为上述两种类型的混合型IBS（Irritable bowel syndrome with mixed bowel habits，IBS-M），即腹泻便秘型，大便稀烂大于25%，且干结大于25%，该型以间歇或者是交替出现的便秘与腹泻情况为临床表现；第四种为不确定型（Irritable bowel syndrome unclassified，IBS-U），即大便性状既不符合腹泻型、便秘型，也不符合混合型的标准。其中，腹泻型肠易激综合征（IBS-D）患者在临床中是最为常见的一种分型，也是我国IBS患者就医的主要原因。IBS-D引起人们重视的原因，不仅是它给生活带来了痛苦和负担，还有其难治愈性和复杂的并发症严重威胁着人们的健康。IBS属于西医病名，中医古籍中并未有过记载。根据IBS的临床症状，将其归属于祖国医学"腹痛""便秘""腹泻"等范畴。"泄"的病名首见于《黄帝内经》，其中二十九篇提到了"泄"病，包括"濡泻""飧泄""溏泄""洞泄"等，如《素问·阴阳应象大论》提到"春伤于风，夏生飧泄"，"湿盛则濡泻"等。《难经·五十七难》从脏腑辨证的角度提出五泄的病名："泄凡有五，其名不同：有胃泄、有脾泄、有大肠泄、有小肠泄、有大瘕泄"。《金匮要略》将"泄泻""痢疾"等统称为"下利"，直到《诸病源候论》才将"泄泻"与"痢疾"区分开来，一直到宋代以后，一律统称为"泄泻"。

一、病因病机

IBS的发病原因复杂且多样，发病机制尚不明确且并非单一，目前认为是多种致病因素相互作用的结果。胃肠道动力异常、精神心理异常、内脏感觉异常、植物神经功能紊乱、胃肠激素分泌异常、脑-肠轴互动紊乱、肠道感染、炎症与免疫、遗传与性别等因素在IBS发病中扮演重要角色。中医学认为，IBS的发生主要有先天不足、后天失养、饮食不节、脏腑失调、情志不遂、感受外邪等原因导致脾胃虚弱、运化失司。《临证指南医案》云"太阴湿土，得阳始运"，若患者饮食寒凉或平素阳虚，太阴失于温煦，运化功能失常，水湿内生，下渗肠道，发为泄泻。《古今医鉴·泄泻》曰："夫泄泻者，注下之症也。盖大肠为传导之官，脾胃为水谷之海，或为饮食生冷之所伤，或为暑湿风寒之所感，脾胃停滞，以致阑门清浊不分，发注于下，而为泄泻也。"

汪龙德主任医师认为，肝失疏泄、脾胃虚弱是贯穿IBS发生的主要病机，《素问·调经论》曰"志有余则腹胀飧泄"，《素问·举痛论》云"怒则气逆，甚则呕血及飧泻"；又如《景岳全书·泄泻》曰"凡遇怒气便作泄泻者，必先以怒时夹食，致伤脾胃……此肝脾二脏之病也。盖以肝木克土，脾气受伤而然"，说明情绪因素与饮食所伤会导致泄泻发生，病变脏腑主要责之肝脾。《三因极一病证方论》载"喜则散，怒则激，忧则聚，惊则动，脏气隔绝，精神夺散，必致稀溏"，是对情志因素致泄的进一步陈述。患者由于精神压力较大、心情不悦、多思恼怒等因素，引起肝气郁结，横逆犯脾，脾胃虚弱，纳运失常，先天不足、后天失养等，进一步导致肝失疏泄，脾胃气机升降失调，气机阻滞，肠道泌别清浊功能受损，故见腹痛、腹泻等症状，临床多虚实夹杂，遵循"虚者实之，实者泄之"的治疗原则，

二、辨证论治

1.上热下寒证

本证方药多选乌梅丸加减（乌梅15 g，花椒10 g，细辛3 g，黄柏10 g，黄连6 g，炮附片〈先煎〉6 g，干姜10 g，桂枝10 g，太子参15 g，当归10 g，茯苓12 g，藿香15 g，佩兰15 g，石菖蒲15 g）。

方药分析：乌梅丸首见于张仲景《伤寒论·辨厥阴病脉证并治》第338条，曰"伤寒，脉微而厥，至七八日肤冷，其人躁，无暂安时者，此为脏厥，非蛔厥也。蛔厥者，其人当吐蛔。今病者静，而复时烦者，此为脏寒。蛔上入其膈，故烦，须臾复止，得食而呕，又烦者，蛔闻食臭出，其人常自吐蛔。蛔厥者，乌梅丸主之。又主久利"。张锡纯亦认为下利并非都是因脏寒而发，若有伏气化热，随肝经传入，则肝气受到遏制，不但能使其疏泄的力量上冲，也能令其疏泄的力量下注，以致下利。方中乌梅为君，味酸涩性平，一则取其酸味入厥阴而补肝体，二则涩肠止泻；花椒、细辛为臣，味辛性温，温脏祛寒；黄连、黄柏味苦辛

寒，清热燥湿；附子、干姜、桂枝大辛大热合花椒、细辛温阳以祛寒，人参、当归益气补血，共为佐药。方中茯苓与对药藿香、佩兰、石菖蒲相合，健脾化湿，醒脾和胃。纵观全方，辛开苦降，寒温并用，补泻兼施，可奏调节寒热、涩肠止泻、升降气机之效。现代医学实验研究表明，乌梅丸具有调节肠道菌群、抑制肿瘤、控制血糖、抗炎等作用，适用于溃疡性结肠炎、糖尿病相关病变、失眠、咳嗽、皮肤病、肿瘤、妇科病等病属厥阴，证属寒热错杂者。

汪龙德主任医师认为，IBS患者初期因精神压力、饮食生冷辛辣、肥甘厚味，日久迁延，病入厥阴，厥阴风木，木曰曲直，若木郁疏泄失司，脾气不升，胃气不降，胃不降则心火不能下温肾水，水火不能既济，则热郁于上而水寒于下，水寒土湿木郁，则成寒热错杂之症；治疗当以补泻兼施，寒温并用，清上温下之乌梅丸为主进行加减化裁。

2.痰饮内停证

本证方药多选苓桂术甘合藿朴夏苓汤加味（茯苓15 g，桂枝10 g，麸炒白术15 g，炙甘草6 g，黄芪15 g，木香6 g，吴茱萸6 g，盐补骨脂12 g，淫羊藿15 g，盐小茴香15 g，广藿香15 g）。

方药分析：苓桂术甘汤出自东汉张仲景《伤寒论·辨太阳病脉证并治中》第67条，曰"伤寒，若吐，若下后，心下逆满，气上冲胸，起则头眩，脉沉紧，发汗则动经，身为振振摇者，茯苓桂枝白术甘草汤主之"；《金匮要略·痰饮咳嗽·病脉证并治第十三》也提到"心下有痰饮，胸胁支满，目眩，苓桂术甘汤主之"，又曰"夫短气有微饮，当从小便去之，苓桂术甘汤主之"。全方共由茯苓、桂枝、白术、甘草四味药组成，具有温阳健脾、化气行水之功。现代药理研究表明，苓桂术甘汤主要有利尿、强心、抗眩晕、抗过敏、抗炎、改善代谢、调节肠道功能等作用。藿朴夏苓汤首次记载于《医原·湿气论》，而方名及剂量首见于《重订广温热论》，但药物组成有别于《医原》，主要治疗湿在气分，集宣肺、运脾、渗湿为一体。方中重用甘淡之茯苓，健脾利水、渗湿化饮，既能消除已聚之痰饮，又善平饮邪之上逆，为君药；桂枝为臣，健脾燥湿；两者相须为用，健脾以遏生痰之源。桂枝、白术合用，温阳健脾，炙甘草即可调和诸药，又合桂枝以辛甘化阳，温补中阳，又合白术、黄芪以健脾益气；广藿香芳香化湿；加木香健脾和胃、行气止痛，加入行气药使补而不滞；泄泻日久，损伤肾阳，故用淫羊藿、干姜、盐补骨脂、盐小茴香补益火土，温阳止泻。现代药理研究证实，藿香对胃肠神经有镇静作用，能促进胃液分泌，增强消化力，对肠屏障功能有保护作用，具有抗细菌、病毒、真菌作用。

汪龙德主任医师认为，肝失疏泄，气机不畅，脾胃运化失司，水液不能四布，聚于肠道，肠道传导失司，则见肠鸣、腹泻；治疗当以温阳利水之苓桂术甘汤合以燥湿利水之藿朴夏苓汤，加强其健脾利水、渗湿止泻之功。《景岳全书·泄泻》曰"肾为胃关，开窍于二阴，所以二便之开闭，肾脏之所主。今肾中阳气不足，则命门火衰……阴气极盛之时，则令人洞泄不止"，因此，治疗此类泄泻时，不仅补脾健脾，也要注重温补先天之本，以滋后天。

3.脾虚湿蕴证

本证方药选参苓白术散加味（党参15 g，生黄芪25 g，茯苓12 g，麸炒白术12 g，白扁豆20 g，陈皮12 g，莲子12 g，麸炒山药12g，盐补骨脂12g，砂仁10g〈后下〉，桔梗10g，白芍12g，柴胡12g，升麻12g，甘草6g）。

方药分析：参苓白术散出自《太平惠民和剂局方》，为治疗脾虚湿盛证的代表方剂。徐大椿《医略六书》认为，"此健脾强胃之剂，为土虚不能胜湿吐泻之专方"。方中炒白术尤擅健脾燥湿、导滞止泻；久泻伤阳，故加补骨脂温肾暖脾以止泻；党参补益脾胃之气，白术、茯苓健脾渗湿，莲子、炒山药健脾益气、厚肠止泻，白扁豆健脾化湿，砂仁芳香醒脾，行气和胃；另外，加桔梗、柴胡、升麻为升陷汤之意，以升下陷之中气；芍药酸收，缓急止痛。现代药理研究表明，参苓白术散具有保护肠道屏障、提高机体免疫能力、增加肠管对水及氯化物的吸收、改善肠道微生态、增强胃肠动力、促进营养物质吸收等作用。

《医宗必读·泄泻》记载："无湿则不泄。"汪龙德主任医师认为，脾喜燥恶湿，脾气虚弱，则湿邪内生，发为泄泻。"湿"邪是发病重要因素，湿邪迁延难愈，日久不愈，容易化热，导致湿热内蕴，治疗则会变得愈加困难。

4.湿热内阻证

本证方药选葛根黄芩黄连汤加减（葛根12g，黄芩12g，黄连6g，炙甘草6g，茯苓12g，藿香12g，佩兰15g，石菖蒲15g，陈皮12g，白芍15g，防风15g，大血藤12g，地锦草10g）。

方药分析：葛根黄芩黄连汤出自东汉张仲景《伤寒论》，曰"太阳病，桂枝证，医反下之，利遂不止，脉促者，表未解也，喘而汗出者，葛根黄芩黄连汤主之"，具有表里双解、清热止利作用。方中葛根发表解肌，升清阳，止泻利，使表解里和，为君药；黄芩、黄连苦寒清热燥湿，泻火解毒，共为臣药；甘草调和药性，为使药；茯苓分利水湿，与对药藿香、佩兰、石菖蒲相合，健脾益气，醒脾祛湿；脾虚湿蕴，郁久化为湿热，又土虚木易乘之，故加陈皮、白芍、防风，合"痛泻药方"之意，补脾柔肝，胜湿止痛；肠腑气机阻滞日久，则瘀血内生，故加大血藤、地锦草清热解毒、活血止痛。葛根黄芩黄连汤的中医临床适用范围较广，如泄泻、消渴、感冒、痢疾等临床常见疾病在辨证论治的基础上均可应用之。现代医学研究发现，相关西医诊断如腹泻、糖尿病、肺炎、胃肠炎、菌痢等亦可辨证施用。

汪龙德主任医师认为，脾虚不能运化，水液代谢不能正常进行，聚而成湿，久郁成湿热，或是患者饮食肥甘厚味，使肠道酿湿生热，湿热相结，胶结难解，下趋肠腑，则成湿热泄泻。因湿性粘滞，容易阻滞气机，故见患者腹中隐痛、脘闷不舒、大便粘腻不爽等症状，治疗时不能单用清热之法，清热之法无异于扬汤止沸，况且清热之药多性味寒凉，易伤中土，以至于泄泻更重，治疗时应加以健脾燥湿理气之药。

5.肝郁脾虚证

本证方药选痛泻药方（陈皮12 g，白芍12 g，防风10 g，麸炒白术15 g，炒鸡内金15 g，广藿香12 g，佩兰15 g，石菖蒲15 g，柴胡15 g，泽兰10 g，延胡索12 g，丹参10 g）。

方药分析：痛泻要方最早记载于《丹溪心法·泄泻》，原文为："治痛泄，炒白术三两，炒芍药二两，炒陈皮两半，防风一两"。原方本无方名，后被张景岳称为"治痛泻要方"，故有今名。方中白术甘温补气，苦燥湿浊，可补脾气兼有止泻之功；白芍酸寒，柔肝缓急止痛，与白术相配，于土中泻木；陈皮和中化湿，既助白术以健脾祛湿，又助白芍以顺肝疏泄之势；防风辛能

第六章　消化系统疾病 *107*

散肝，香能舒脾，风能胜湿，为理脾引经要药；上述四药合用，补脾胜湿而止泻，柔肝理气而止痛。加炒鸡内金以消食助运；藿香、佩兰、石菖蒲芳香醒脾，增强化湿之力；柴胡与白芍相伍，疏肝柔肝；肝木不疏，气机阻滞，瘀血内生，故加延胡索、泽兰及丹参行气止痛、活血化瘀。现代实验研究表明，痛泻要方具有调节胃肠道功能、抗炎镇痛、抗氧化、调节免疫、改善血液流变学、降低负性情绪等作用。

汪龙德主任医师认为，五志太过或者不及都会伤及其对应脏腑，肝气郁滞，久郁化火，木郁土壅，脾虚生湿，湿从热化，下迫大肠发为热泻；思则气结，过度忧思则伤脾，致脾虚不运，水湿难化，下注大肠，则泄泻发生；心为君主之官，统筹五脏六腑之功能，情志所伤皆可影响心神，进而影响到五脏六腑。如怒影响心神，则应于肝，使肝气升发太过，横逆犯脾，致脾气不升，水谷不化，水反为湿，谷反为滞，水湿困阻中焦，则发泄泻。因此，情绪因素对于疾病的影响是巨大的，治疗时予以疏肝气，畅气机。湿为土病，风为木病，木可胜土，则风亦胜湿。湿邪是形成泄泻的关键病理因素，湿见风则干。

6.脾肾阳虚证

本证方药选四神丸加减（盐补骨脂12 g，制吴茱萸6 g，肉豆蔻15 g，茯苓12 g，石菖蒲15 g，盐小茴香15 g，白芷10 g，葛根10 g，苍术15 g）。

方药分析：四神丸之名首载于《陈氏小儿痘疹方论》。方中补骨脂辛苦性温，补命门之火以温养脾土，重用为君；肉豆蔻温中涩肠，与补骨脂相伍，既可增强温肾暖脾之力，又能涩肠止泻，为臣药；吴茱萸温脾暖胃以散寒，五味子酸温固肾涩肠，共为佐药。配伍严谨，力专效宏，共奏温肾暖脾、涩肠止泻之功。现代药理研究表明，四神丸可通过调节胃肠道平滑肌的活动，达到改善消化系统功能的目的。方中白芷、葛根属风药，因风药多具轻扬升散之性，与脾同气相召，且湿为阴邪，风性属阳，湿见风则干，故风药可使湿邪祛、脾阳升；苍术与石菖蒲相伍，增强燥湿化湿之力；茯苓健脾渗湿；小茴香始载于《唐本草》，味辛性温，生用辛散理气作用较强，长于温胃止痛，盐制辛散作用稍缓，专于下行，擅长温肾散寒；淫羊藿入下焦，温补肝肾，与盐小茴香相合，补火以暖土，土温泻自止。

汪龙德主任医师认为，IBS反复发作，病程较长，甚至长达数十年，虽然IBS病位在肝、脾，但病久又可损及肾脏，故对本病的治疗应在初始阶段抓住时机，以防后患。久病即虚，累积肾脏，肾阳不足，失于温煦，则火不暖土。《医方集解》亦云"久泻皆由命门火衰，不能专责脾胃"，对于病久导致畏寒怕冷，倦怠乏力者，用桂枝、仙灵脾以助阳散寒，若阳虚甚，伴腰膝酸软、四肢不温者，加附子、干姜，肾阳虚衰日久者，可加以金匮肾气丸。

三、病案举隅

杨某，女，54岁。

初诊：2020年11月15日（立冬），腹泻1月余。患者诉腹泻反复发作1月余，饮食不慎则加重，日三四行，伴纳呆，小便频数，眠差梦多，平素畏寒喜暖，舌淡胖，苔白，脉细。既往1年前于当地医院行"甲状腺结节切除术"；低白细胞血症病史；低血压病史（此次就诊测得BP：92/65 mmHg）。查胃镜示：慢性萎缩性胃炎；幽门螺杆菌检测为阴性；腹部彩超未见异常。西医诊断：1.肠易激综合征；2.慢性萎缩性胃炎。

中医诊断：泄泻，证属中阳不足，痰饮内停，治以温阳化饮止泻，健脾养心安神；方用苓桂术甘汤合归脾汤加味。处方如下：茯苓15 g，桂枝10 g，麸炒白术15 g，炙甘草6 g，黄芪15 g，龙眼肉10 g，党参15 g，当归10 g，酸枣仁10 g，木香6 g，吴茱萸6 g，盐补骨脂12 g，淫羊藿15 g，盐小茴香15 g。共14剂，水煎服，一日1剂，一日3次，餐后1小时口服。服药后腹泻、睡眠均明显好转。

【按】《黄帝内经》对于泄泻的描述颇多，如《素问·至真要大论》云"民病胃脘当心而痛，上肢两胁，膈咽不通，饮食不下，舌本强……溏泄瘕，水闭"，《素问·生气通天论》载"春伤于风，邪气流连，乃为洞泄"，《素问·气交变大论》言"岁木太过，风气流行，脾土受邪，民病飧泄"，"岁火不及，寒乃大行……病鹜溏腹满，饮食不下，寒中肠鸣，注泄腹痛"等，从多个角度阐述了泄泻的病因病机，为后世立论分析奠定了基础。《素问·举痛论》曰"寒气客于小肠，小肠不得成聚，故后泄腹痛矣"，认为寒邪可为泄泻之因。《备急千金要方》述"中焦如沤……主化水谷之味，秘糟粕，蒸津液，化为精微……虚则生寒，寒则腹痛，洞泄便痢霍乱，主脾胃之病"，认为中焦脾胃虚寒可见洞泄下利。《诸病源候论·久冷痢候》曰"久冷痢者，由肠虚而寒积，故冷痢久不断也"，指出其病机为胃肠虚弱，寒邪侵袭脾胃，伤及脾胃阳气，致使脾失运化，胃失腐熟，水湿下注，发为泄泻。张介宾《景岳全书·泄泻》载"泄泻之本，无不由于脾胃"，《医宗必读》有言"脾土强者，自能制湿，无湿则不泄，若土虚不能制湿，则风寒与热得干之而为病"，患者久病体弱，脾阳不足，运化失常，则痰饮内停，聚于肠间而致泄泻；子盗母气，心脾两虚，又见眠差梦多等症，故治疗当以温阳化饮止泻、健脾养心安神为先，方用苓桂术甘汤合归脾汤加味。苓桂术甘汤出自张仲景《伤寒杂病论》，为治疗痰饮病的基础方。茯苓为君，健脾利湿，健脾即恢复脾胃运化水湿之能，利湿即利水渗湿，使湿邪从小便而利，湿无所聚而痰无所生；桂枝为臣，温阳化气，温阳即温补脾肾之阳，化气即祛痰化气，降逆平冲；茯苓、桂枝相伍，温化寒饮而渗湿于外，共奏温化渗利之功；白术为佐，性味苦温，燥湿健脾，可助茯苓培土制水，补脾益气；炙甘草为使，健脾益气和中，调和药性，与桂枝相合，辛甘化阳以温化水饮，与白术相伍，补气健脾以燥湿。四药相配，温而不热，利而不峻，补脾肾而不过于滋腻，化痰饮而不过于刚燥，温阳以化饮，饮消痰自除，则泄泻得解。归脾汤源自宋代严用和所著《济生方》，主治心脾两虚证，功用益气补血、健脾养心。黄芪甘温，益气补脾，龙眼肉既补益脾气，又养心血以安神，二者共为君药；人参、白术补益气健脾，且助黄芪益气生血，当归补血养心，助龙眼肉养血安神，三者共为臣药；茯神、酸枣仁、远志宁心安神，木香辛香而散，理气醒脾，与大量益气健脾药相伍，补而不滞，滋而不腻，共为佐药；炙甘草补气调中，姜枣调和脾胃，以资化源，共为使药。方中吴茱萸、盐补骨脂合"四神丸"之意，其与淫羊藿、盐小茴香相伍，温肾阳以补脾阳，脾阳得复，泄泻自止，正所谓"太阴湿土得阳始运，阳明燥土得阴自安"。

第九节　放射性直肠炎

放射性直肠炎（Radiation proctitis，RP）是指因直肠黏膜受到电离辐射、较大剂量放射线照射超过该器官耐受剂量而引起的以直肠粘膜损伤为主的炎症。放射性直肠炎是腹盆部肿瘤经放射治疗后常见的并发症之一。急性期表现为大便次数增多、便血、肛门灼痛、粘液脓血便；若病程延长，便秘、腹泻可交替出现，里急后重感明显加重，严重者可能出现消化道大出血、肠穿孔、盆腔感染等。放射性直肠炎属于中医学"肠澼""肠风""泄泻"等范畴，如《素问·生气通天论》曰"因而饱食，筋脉横解，肠澼为痔"，《素问·著至教论》曰"并于阴，则上下无常，薄为肠澼"，《素问·风论》曰"久风入中，则为肠风飧泄"。

一、病因病机

本病的病因主要为正气亏虚和火热毒邪，主要病机为热伤脉络、热瘀交结。

射线属于火、热、毒邪，初期热毒积聚于肠道，灼伤血络，大肠传导失司；后期热毒耗气伤津，且肿瘤患者素体本虚，病机总属本虚标实，以扶正祛邪、急则治标为基本原则。《灵枢》曰"风、雨、寒、热，不得虚，邪不能独伤人。卒然逢疾风暴雨而不病者，盖无虚，故邪不能独伤人。此必因虚邪之风，与其身形，两虚相得，乃客其形"，《素问·举痛论》指出"寒邪客于小肠，小肠不得成聚，故后泄腹痛矣"，《素问·至真要大论》曰"暴注下迫，皆属于热"，热毒蕴结肠道，灼伤血络，阻滞肠络，导致血热搏结，湿气下注，气机升降失职，大肠传导失司，发为本病。本病的病位在肠腑，与脾胃相关，病久累及肝肾，本虚标实、虚实夹杂，正如《黄帝内经·素问》所说："正气存内，邪不可干，避其毒气，天牝从来，复得其往，气出于脑，即不邪干。"本虚主要以脾胃虚弱为主，邪实重在热毒损伤肠腑[1]，病理因素为风、湿、寒、热、火、瘀、毒。

二、辨证论治

汪龙德主任医师认为，放射性直肠炎分为急性期和慢性期。急性期放射线火热之毒损伤肠道，灼伤局部血脉，血败肉腐，酿化湿热，因此早期治宜清热利湿、凉血止血；慢性期病久不愈，导致气血津液受损，脏腑功能失调，脾气虚弱，治宜益气健脾。本病在临床上以脾虚湿滞证多见，治疗上多以健脾化湿、升阳止泻为主。

1.脾虚湿滞证

脾主运化，为胃行其津液，使得水道通调，水精布散。脾虚水谷无法上输心肺，营卫化生乏源，气血亏虚，使脏腑、形体、肢骸失于濡养，而出现精神疲困、乏力纳呆、口淡、齿痕舌、苔白、脉沉细等症。水谷精微无法输布，水道失调，水液积聚而为湿；湿滞肠道，大便溏薄，湿邪碍脾，导致脾虚进一步加重。此外，脾气主升，升提脏腑，中气虚陷，则导致肛门坠胀感；脾虚统血无权则血行脉外而致便血。患者体质多虚弱，加上射线损伤肠络，最终脾胃虚弱，脾虚则不能运化水湿导致湿盛，治当健脾化湿，方用参苓白术散加味（党参15 g，茯苓12 g，白术12 g，白扁豆15 g，山药15 g，砂仁12 g〈后下〉，桔梗10 g，莲子肉12 g，

---

〔1〕吴勇俊、安佰平、何秀云：《中医药治疗放射性直肠炎的临床进展》，《四川中医》2020年第7期，第218-221页。

薏苡仁20 g，大枣9 g，甘草6 g）。

方药分析：参苓白术散由四君子汤加白扁豆、山药、砂仁、桔梗、莲子肉、薏苡仁、大枣组成。方中人参可补脾胃之气，白术、茯苓健脾化湿，三者相合，则脾气实而有化湿之用，湿邪去自有健脾之功，共为君药；配伍莲子、山药以助君药益气健脾，白扁豆、薏苡仁助白术、茯苓健脾渗湿止泻，四者共为臣药；佐以砂仁行气化湿，桔梗开肺气、通水道，甘草味甘，健脾调中，调和诸药，大枣补养脾胃，共为佐使。诸药合用，共奏益气健脾、行气和中、渗湿止泻之功。现代药理研究证实，参苓白术散具有保护肠道屏障、提高机体免疫能力、增加肠管对水及氯化物的吸收、改善肠道微生态、增强胃肠动力、促进营养物质吸收等作用[1]。

2.湿热蕴结证

火热毒邪损伤肠道，肠道湿热蕴结，与火热毒邪搏结，壅积于肠，大肠传导功能失调，出现腹痛、脓血便、里急后重、灼热疼痛、舌质红、苔黄腻、脉滑数等症，治疗当以清热解毒、燥湿、凉血止痢为主，方用芍药汤加味（黄芩9 g，黄连6 g，芍药10 g，当归9 g，木香12 g，槟榔10 g，大黄6 g〈后下〉，肉桂9 g，炙甘草10 g）。

方药分析：方中黄芩、黄连清热燥湿解毒，为君药；重用芍药养血和营、缓急止痛，配以当归养血活血，体现了"行血则便脓自愈"之义；木香、槟榔行气导滞，体现了"调气则后重自除"之义；四药相配，调和气血，是为臣药。大黄苦寒沉降，合

〔1〕丁维俊、周邦靖、翟慕东：《参苓白术散对小鼠脾虚模型肠道菌群的影响》，《北京中医药大学学报》2006年第8期，第530-533页。

芩、连则清热燥湿之功著，合归、芍则活血行气之力彰，其泻下通腑作用体现"通因通用"之法；方以少量肉桂，其辛热温通之性，既可助归、芍行血和营，又可防呕逆拒药；炙甘草和中调药，与芍药相配，又能缓急止痛，亦为佐使；诸药合用，共奏清热祛湿、气血调和之效。现代药理学研究表明，芍药汤可以抑制肠上皮细胞凋亡/焦亡、促进紧密连接蛋白表达、减轻氧化应激、缓解内质网应激、促进黏液蛋白分泌、调节炎症因子水平、增强免疫功能、恢复肠道菌群等[1]。

三、病案举隅

贺某，女，50岁。

初诊：2020年11月27日（小雪），腹泻2月余。患者2月前出现食后腹泻，伴肛门坠胀疼痛，便中带血，色鲜红，于甘肃省人民医院查肠镜、肛门镜检示：放射性直肠炎，住院治疗后疼痛、便血好转，仍有肛门坠胀感，于甘肃中医药大学附属医院肛肠科就诊，治疗后未见明显缓解。刻下见：腹泻，大便带血，颜色淡红，日五六行，行走或劳累时加重，休息可缓解，伴肛门坠胀疼痛，口淡无味，纳可，眠差，舌黯淡胖，苔厚，中间偏黄，脉沉细。既往"宫颈恶性肿瘤"病史，于甘肃省人民医院放化疗治疗，病情平稳。西医诊断：放射性直肠炎。

中医诊断：泄泻，证属脾虚湿盛；治以健脾祛湿，升阳止泻；方用参苓白术散加减。处方如下：党参15 g，茯苓12 g，麸炒白术12 g，白扁豆20 g，陈皮12 g，莲子12 g，麸炒山药12 g，砂仁10 g〈后下〉，桔梗10 g，白芍12 g，柴胡12 g，升麻12 g，

---

[1]张亚东、彭涛、于卉娟：《芍药汤改善溃疡性结肠炎肠屏障功能药理机制研究进展》，《江苏中医药》2023年第3期，第77—81页。

麸炒枳壳15 g、甘草6 g。共7剂，水煎服，一日1剂，一日3次，餐后1小时口服。二诊：2020年12月4日（小雪），大便次数多，日五六行，仍肛门坠胀疼痛，舌淡胖有齿痕，苔白厚腻，脉沉。上方加山萸肉15 g、盐知母10 g、当归12 g、木香10 g、白及6 g。继服7剂，煎服方法同前。三诊：2020年12月11日（大雪），仍腹泻，矢气多，舌淡胖有齿痕，苔白厚腻，脉沉细弱。调整处方以升陷汤合四君子汤加减以补中益气、升阳举陷。处方：黄芪100 g，柴胡12 g，升麻15 g，桔梗10 g，盐知母10 g，山萸肉15 g，党参50 g，茯苓12 g，麸炒白术12 g，陈皮12 g，砂仁10 g〈后下〉，麸炒苍术15 g，藿香15 g，佩兰12 g，石菖蒲12 g，麸炒枳壳15 g，当归12 g，木香10 g，甘草6 g。继服7剂，煎服方法同前。四诊：2021年1月1日（冬至），大便次数减少，日一至二行，肛门坠胀疼痛明显好转，纳眠可，舌胖大，苔略白腻，脉细弱。效不更方，继服7剂，煎服方法同前。后随访得知，诸症减轻。

【按】《素问·通评虚实论》曰"邪气盛则实，精气夺则虚"，[1]《脾胃论·脾胃胜衰论》云"大抵脾胃虚弱，阳气不能生长，是春夏之令不行，五脏之气不生"，[2]人体脏腑生理功能的正常发挥，赖以五脏贮藏的精气，心肺精气宜降而散，肝肾精气宜升而散，脾则为胃行其津液，脾升以灌四旁，胃降以通六腑。总之，五脏阴阳和合，需升其清阳，降其浊阴，摄其所需，排其所弃。根据李东垣"升降理论"，脾胃健运，天气蒸化，地气乃升，

[1] 田代华整理《黄帝内经·素问》，人民卫生出版社，2005，第57页。

[2] 金·李东垣撰，文魁、丁国华整理《脾胃论》，人民卫生出版社，2005，第8页。

精微乃成，元气得充，由此，调脾胃之气，升脾胃之阳，可益肾行水，先天得养，肾气得充，五脏即调。《素问·举痛论》云"百病皆生于气也"，土气居中，上下贯通，上通心气，下交肾气，故调阴阳者，应求于中气，中气得调，脾土得运。中医古籍并无"放射性直肠炎"病名记载，根据症状，大致归属于"泄泻""肠澼""肠风""痢疾"等。近年来，现代医家普遍认为，放射性直肠炎的发病为本虚标实，基本病机为"正虚、湿热、热毒、瘀血"。

汪龙德主任医师认为，本例患者素有"宫颈恶性肿瘤"病史，正气虚损，加之久泻不愈，则气血损耗，脾胃虚弱，运化不及，痰湿内生，气机阻滞，故见腹痛腹泻、里急后重等症，故先以参苓白术散加味健脾祛湿，后以升陷汤合四君子汤补脾益气、升阳举陷。

升陷汤为张锡纯所创，由黄芪、知母、柴胡、桔梗、升麻5味药物组成，若气分虚极下陷者，酌加人参、山萸肉。升陷汤虽为"胸中大气下陷"而设，然张锡纯认为胸中之大气即为宗气，宗气的形成，以元气为根，呼入自然界清气，结合脾胃之水谷精气，积于胸中而成。脾本升清，然因久病及损伤性治疗致正气衰惫，脾胃虚弱，气血乏源，阳气无以升举；脾土已虚，水湿困阻，后天不得濡养，先天无以充养，故用升陷汤升提阳气、四君子汤补益脾气。方中用大剂量黄芪和大剂量党参既补一身之气，又提下陷阳气；升麻、柴胡、桔梗三味上行之药，引大气上行；知母既能佐使大剂量黄芪、党参之性热，又入肾以补肾水，使得肾元有所依附而不离位；山萸肉敛下焦精气；藿香、佩兰、石菖蒲与苍术相伍，健脾醒脾以除湿；枳壳、木香入气分，当归入血分，与补益之品相合，气血双补，动静结合，阴阳双调。诸药配伍，共奏"补中焦而升清阳、厚脾土而止泄泻"之功。

第十节 功能性便秘

功能性便秘（Functional constipation，FC）是一种排除结直肠、肛管和盆底部肌肉等器质性病变、结构异常及代谢障碍的功能性胃肠疾病[1]。根据其发病原因的不同，FC 又被分为慢传输型便秘（Slow transit constipation，STC）、出口梗阻型便秘（Outlet obstructive constipation，OOC）、混合型便秘（Mixed constipation，MC）三种类型。在临床治疗中，需与便秘型肠易激综合征进行区别。便秘型肠易激综合征伴有发作性腹痛或腹部不适，排便后症状缓解，并有排便频率的改变；而 FC 临床主要表现为排便次数减少（每周排便少于3次），大便干硬难下，或粪质不干但排出困难，大便不爽，排便时有肛门直肠梗阻感或阻塞感，若病程超过6个月可以诊断为慢性便秘[2]。FC 的发生是多因素、多环节共同作用导致的结果，西医对其发病机制尚不明确，目前认为与脑-肠轴紊乱、肠道菌群的失调、排便、结肠运动功能紊乱、直肠敏感性下降、肠道黏膜屏障损伤、胃肠激素分泌异常等有着密切的关系。根据 FC 的临床症状，可将其归属于祖国医学"便秘"的范畴。"便秘"尚有"后不利""大便难""脾约"等病名。对

---

〔1〕凡会霞、张申、刘思琦等：《中医治疗功能性便秘研究进展》，《光明中医》2022年第24期，第4581-4584页。

〔2〕张声生、沈洪、张露等：《便秘中医诊疗专家共识意见（2017）》，《中医杂志》2017年第15期，第1345-1350页。

于"便秘"的记载最早出现于《黄帝内经》，如《素问·厥论》提到"太阴之厥，则腹满膜胀，后不利"，而"便秘"这一病名首次提出于《杂病源流犀烛·大便秘结源流》，并一直沿用下来；汉代张仲景《伤寒论》又将"便秘"称为"阳结""阴结""脾约"等；宋代朱肱《类证活人书·卷四》曰"手足逆冷而大便秘"，开始有"大便秘"之名；清代沈金鳌最早提出"便秘"这一称谓。

一、病因病机

中医学认为，FC 的发生与寒热之邪外感、饮食不节、情志内伤、气血阴阳不足、痰饮内阻、湿热蕴结、药物所伤、久坐少动、病后产后等有着密切的联系。随着现代人们生活水平的不断提高，恣食生冷寒凉之品，损伤中焦之阳气，温煦失司，推动无力，大肠传导失常；另有喜食辛辣刺激，致湿热内生，阴液耗伤，不能濡润肠道，大便干结；且肝气郁滞，则肠道气机不畅，均可发为本病。

FC 的病位在大肠，与肺、脾（胃）、肝、肾相关。大肠通降不利，传导失司是其基本病机。《素问·金匮真言论》论述人之二便的生理、病理基础，指出"北方色黑，入通于肾，开窍于二阴"，认为二便与肾脏有着密切的关系，肾脏的病变可体现在大小便的异常，正如《灵枢·邪气脏腑病形》所提到："肾脉微急，为不得前后"。虽此时还并未出现"便秘"的病名，但其病理表现中可见"不便""大便难"等描述。目前，现代医学对于 FC 的治疗主要以泻药为主，包括容积性泻药、渗透性泻药、益生菌制剂、促动力药、润滑性泻药、刺激性泻药等，但多出现服药时大便通畅，停药后复发的现象。中医药对于 FC 的治疗有明显优势，

《素问·至真要大论》云"太阴司天，湿淫所胜……大便难"，唐宗海《金匮要略浅注补正》云"肝主疏泄大便，肝气既逆，则不疏泄，故大便难"，便秘的治疗多遵"燥者润之，寒者热之，热者寒之，虚者补之，实者泻之"等治疗原则。

汪龙德主任医师强调，FC虽病在肠腑，但与五脏六腑关系密切，正如《诸病源候论·大便难候》所言"大便难者，由五脏不调、阴阳偏有虚实，谓三焦不和，则冷热并结故也"，认为"虚实夹杂、气血失和"为FC发病主要病机，追根溯源不离气血阴阳之纲，气主升降出入运动，气行则糟粕传化有司，气滞则腑气不通，大便难下；血主濡养万物之本，血虚则津枯肠燥，大便秘结。论治分为宿食停滞、肝脾不调、脾胃虚寒、气阴两虚等主要证型。

二、辨证论治

1.肝脾不调证

本证处方选大柴胡汤加减（柴胡12 g，黄芩10 g，麸炒枳实15 g，酒大黄6 g，麸炒白芍12 g，升麻6 g，瓜蒌30 g）。

方药分析：大柴胡汤为仲景名方，首载于《伤寒论·少阳病篇》与《金匮要略·腹满寒疝宿食病脉证并治》，是由小柴胡汤去人参、甘草，加酒大黄、枳实、芍药变通而来。方中柴胡苦平，疏达气机，为君药，《本草崇原》谓"主心腹肠胃中结气，饮食积聚，寒热邪气，推陈致新"。黄芩苦寒清肺热，肺与大肠相表里，肺热得清则肃降如常，因而肠腑得通；大黄苦寒泻热，《神农本草经》云"破癥瘕积聚，留饮，宿食。荡涤肠胃，推陈致新，通利水谷，调中化食，安和五脏"，其苦寒之性可直入大肠以通便；枳实苦辛，功能破气消积，化痰除痞，因其苦泄辛散，行气之力较猛，故能破气除胀，消积导滞，用于热结便秘、腹痛胀满等症，三者共为臣药，与君药柴胡相配，共奏疏肝泻热、行气通腑之效；芍药苦酸，养血敛阴、柔肝止痛，与大黄相配可治腹中实痛，与枳实相伍可治气血不和所致腹痛烦满不得卧，《神农本草经读》载其能"主邪气腹痛……止痛，利小便，益气"为佐药，共奏缓急止痛、理气和血、行气消痞之功；大枣与生姜同用，调营卫，和诸药，共为使药；少量升麻与柴胡相伍，可引阳明清气上行；瓜蒌甘寒，归肺、胃、大肠经，功擅宽胸散结、利气开郁、润肠通便，现代药理研究表明瓜蒌含有丰富的脂肪油，脂肪油具有较强的导泻作用。纵观全方，诸药合用，共奏疏肝行气、导滞通便之功，使肝气条达，腑气得通，大便得解。

汪龙德主任医师认为，肝郁气滞为本病主要的发病原因，情志不遂，肝失疏泄，则气机阻滞，腹痛而便不得下，临床治病需要注重患者情志问题，尤其目前这种大环境下，人们普遍精神压力较大，治疗当加以疏肝理气，同时兼以滋阴润肠之品。

2.津亏肠燥证

本证处方选自拟"五仁通便方"加减（炒苦杏仁 10 g〈后下〉，生地黄 15 g，炒桃仁 10 g，炒火麻仁 30 g，炒郁李仁 30 g，瓜蒌 15 g，玄参 15 g，麦冬 12 g，麸炒枳实 15 g，当归 10 g，牛膝 10 g，升麻 6 g，酒大黄 6 g，槟榔 10 g，炒柏子仁 10 g，丹参 10 g，赤芍 12 g）。

方药分析：该方为临床自拟"五仁通便方"，是在《世医得效方》中五仁丸的基础上结合多年临床经验化裁而成，由炒苦杏仁、生地黄、炒桃仁、炒火麻仁、炒郁李仁、瓜蒌、玄参、麦冬、枳实、当归、牛膝、升麻12味中药组成。在临床治疗中发现，功能性便秘多见于女性及饮食不节者，病位在大肠，主要涉及脾胃；若素体虚弱，津液亏虚，肠道失濡，则大便干涩难行；或饮食不节，过食肥甘辛辣，胃腑积热，伤津耗液，则肠燥便秘，故治疗以滋阴增液、润肠通便为主，方用自拟"五仁通便方"加味。方中炒苦杏仁质润多脂，润肺肠之枯燥，降冲逆而开痹塞；生地黄甘寒，清热滋阴，壮水生津，与炒苦杏仁相合，共为君药。炒桃仁味苦、平，主瘀血血闭，血燥便结，可润燥滑肠；炒火麻仁甘平，性多润滑，可润肠胃之约涩，通经脉之结代；炒郁李仁属阴，性主降，主肠中结气，可润肠破血，利水下气，消食宽中；瓜蒌甘苦寒，归肺胃大肠经，功用清热涤痰、宽胸散结、润燥滑肠，诸药合用，共为臣药。玄参苦咸寒，功擅清肺金而涤心胸之烦热，启肾水而滋肠胃之枯燥；麦冬滋肺增液以润肠燥，此二药与君药生地黄相合为增液汤，寓"增水行舟"之意；阳明肠腑津亏血少，燥屎坚结，易于阻滞气机，故用麸炒枳实破气除痞、消积导滞，当归滋阴养血以滑肠胃，诸药并行，共为佐药。牛膝苦甘酸平，补精气，利腰膝，填骨髓，可引糟粕下行；升麻辛甘微寒，引诸药游行四经，升阳气于至阴之下，与牛膝相合，一阴一阳，一升一降，共为使药。酒大黄苦寒，其性猛利，功效迅速，故有"将军"雅号；现代药理研究表明，大黄的主要化学成分是蒽醌类衍生物，包括蒽醌苷和双蒽醌苷以及游离型的鞣质类等化合物，具有清热泻火、攻下通便、逐瘀通经等功效；槟榔辛散苦泄，善行胃肠之气，消积导滞，又能缓泻通便，历代本草对其多有记载，《药性论》曰"宣利五脏六腑壅滞，破坚满气，下水肿，治心痛，风血积聚"，《本草纲目》云"治腹胀，生捣末服，利水谷道"，大便艰涩难下，肠道腑气不通，易致瘀血内生，故加丹参、赤芍清热凉血、活血化瘀。全方以补为主，以攻为辅，共奏滋阴养血、润肠通便之功。

汪龙德主任医师认为，大黄、芒硝泄下力量过强，临床常以质润缓下且富含油脂的自拟方"五仁通便方"，方中瓜蒌润燥滑肠，起始剂量多为30 g，而后根据病情差异进行适当加减化裁；莱菔子下气除满消积，如古人所云"其有推墙破壁之效力"，可谓便秘之良药，尤擅于年老体虚、恶性肿瘤放化疗后、外伤术后及妇人产后等所致便秘。

3.湿热食积证

本证选枳实导滞丸（麸炒枳实15 g，酒大黄6 g，黄芩10 g，黄连6 g，白术15 g，茯苓12 g，泽泻12 g，焦六神曲15 g，鸡内金15 g，山楂15 g，麦芽15 g，厚朴12 g，槟榔10 g，瓜蒌30 g）。

方药分析：枳实导滞丸源自金元时期李东垣所著《内外伤辨惑论·辨内伤饮食用药所宜所禁》，由大黄、枳实、神曲、茯苓、黄芩、黄连、白术、泽泻组成，原方为治疗湿热食积胃脘胀痛而设，后世医家根据该方特点，灵活应用于临床各科。《景岳全书·述古》曰"若饥饱失节，劳役过度，损伤胃气，及食辛热味厚之物而助火邪，耗散真阴，津液亏少，故大便结燥"，可见饮食不节是便秘发生的重要因素之一，暴饮暴食，嗜食偏盛，均会导致大便燥结不通，故治疗以行气消积、导滞通便为主。方中重用大黄为君，泻热毒、破积滞；黄连、黄芩清热燥湿，枳实行气导滞，神曲消食化积、健脾和胃，共为臣药；白术、茯苓健脾益气，使攻积不伤正，泽泻具有利水渗湿泄热之效，共为佐药。方中鸡内金、山楂、麦芽消食化积，厚朴、槟榔行气导滞，瓜蒌润肠通便。诸药合用，共奏清热燥湿、行气消积、导滞通便之功。现代医家研究发现，枳实导滞丸能够调节胃肠功能，减少脂类吸收，促进大便顺畅排出。

4.湿热壅盛证

本证选三仁汤加减（苦杏仁10 g〈后下〉，白豆蔻12 g〈后下〉，薏苡仁10 g，姜半夏10 g，厚朴12 g，通草5 g，滑石20 g，淡竹叶6 g，藿香12 g，佩兰15 g，石菖蒲15 g，海螵蛸15 g，浙贝母10 g，瓦楞子15 g〈先煎〉，枳实15 g，槟榔10 g）。

方药分析：三仁汤来源于清代吴鞠通所著的《温病条辨》，功效清利湿热、宣畅气机。大肠作为六腑之一，以通为用，如今人们久居潮湿氤氲之地，多嗜食辛辣刺激或肥甘厚味，致脾胃受损，湿热互结，则阻滞胃肠气机，腑气不通，导致传化无力而使糟粕内停，亦使湿热之邪少了出路，则湿热壅盛，加重便秘的发生发展，故治疗以清热利湿、理气通腑为主，方用三仁汤加味。方中以白蔻仁、薏苡仁、杏仁三者为君，杏仁有润肠通便、宣利肺气之力，白蔻仁芳香化湿、畅通脾气，薏苡仁清热利湿，使湿热随小便而出，三者合用，湿热之邪从上、中、下三焦而解。以滑石、通草、淡竹叶为臣，滑石甘淡性寒、清利湿热，通草、竹叶淡渗利湿；半夏、厚朴辛苦性温、散结除痞，既助行气化湿之功，又使寒凉而不碍湿，共为佐使。诸药合用，有清热而不凉，化湿而不燥之特点。现代药理学研究表明，杏仁、蔻仁、薏苡仁均含有各种油类物质，具有良好的润肠通便的作用。方中对药藿香、佩兰、石菖蒲芳香醒脾化湿，海螵蛸、浙贝母、瓦楞子制酸和胃，枳实、槟榔理气导滞。

汪龙德主任医师认为，过食辛辣刺激、肥甘厚味，饮酒抽烟，以及生活环境潮湿，均会导致湿热产生，阻滞人体气机，三焦通调水道功能受阻，水液不能正常分布与传输，故见大便秘结难下，临床常用三仁汤加减化裁以清热祛湿、宣肺利气，有助于促进大肠运化，改善便秘症状。

5.脾胃虚寒证

本证选温脾汤加减（当归12 g，干姜10 g，黑顺片〈先煎〉6 g，酒大黄6 g，炙甘草6 g，麸炒枳实15 g，党参15 g，淫羊藿15 g）。

方药分析：温脾汤出自《备急千金要方·心腹痛第六》，孙思邈主治脾阳不足之冷积。方中酒大黄苦寒沉降，荡涤泻下而除积滞；黑顺片为大辛大热之品，温养脾阳以散寒凝；两药合用，温下以逐攻寒积，共为君药。干姜温补中阳，与黑顺片相配，增强其祛寒温阳之功，为臣药。党参、炙甘草以益气健脾，恢复脾胃运化功能；当归以润肠通便，共为佐药。炙甘草同时亦为使药，调和诸药。脾胃为后天之本，肾为先天之本，后天脾胃亏虚，不能补养先天，久之肾阳亏虚，故加淫羊藿以温肾助阳。现代医学实验研究发现，温脾汤可以刺激肠道黏膜的再生和修复，调节肠道激素的分泌。肠道激素是由胃肠道内分泌细胞和神经细胞释放的化学物质，是调节胃肠运动的重要物质，临床使用此方可有效缓解便秘症状[1]。

汪龙德主任医师认为，大便秘结日久，气血阴阳俱损，正如《医学正传·秘结》言"饮食之火，起于脾胃；淫欲之火，起于命门，以致火盛水亏，津液不生，故传道失常，渐成结燥之证"，

〔1〕段亚平：《针刺联合温脾汤对老年慢性功能性便秘患者炎症因子、胃肠激素及生活质量的影响》，《光明中医》2021年第18期，第3049-3052页。

治疗时应攻补兼施，以温运为主。温则脾气能散精而津液始生，运则气机通畅而积粪得出，但切记不可一味温补阳气，以防进一步伤及阴液，加重便秘。

6. 肾精亏虚证

本证选济川煎加减（当归15 g，牛膝10 g，肉苁蓉10 g，泽泻12 g，升麻10 g，麸炒枳实15 g，生白术15 g，熟地黄10 g）。

方药分析：济川煎出自《景岳全书·秘结》，书中讲到："凡病涉虚损，而大便闭结不通，则硝、黄攻击等剂必不可用。若势有不得不通者，宜此主之，此用于补之剂也。"《灵枢·五癃津液别》曰："水谷入于口，输于肠胃，其液别为五，天寒衣薄则为溺与气，天热衣厚则为汗，悲哀气并则为泣，中热胃缓则为唾。邪气内逆，则气为之闭塞而不行，不行则为水胀。"肾主五液，开窍于二阴司二便，当肾阳虚弱时，下元失于温煦，五液失其所主，摄纳失司，开合失常，故肾经亏虚证常见小便清长而大便秘结。方中肉苁蓉温肾益精、润肠通便，为方中君药；当归养血润肠通便，牛膝补肾强腰膝，性善下行，两药共为臣药；原方枳壳换为枳实，加强其宽肠通下行气之功，泽泻渗利小便而泻肾浊，共为佐药；加升麻以升清阳，取"清阳升则浊阴自降"之意，配合诸药，为使药；生白术益气健脾，脾运则可补养先天，《本草通玄》曰白术"故补脾胃之药更无出其右者……土旺则清气善升而精微上奉，浊气善降而糟粕下输"。现代药理学研究表明，生白术多糖可以明显改善肠道黏膜，从而缓解便秘症状；另外，白术还具有促进胃肠道蠕动、增强抵抗力、延迟衰老、抗癌等作用[1]。

汪龙德主任医师认为，肾为先天之本，主五液，司二便，肾虚精亏，肠道失润，推动无力，传导不利，导致大便秘结，如《医贯·泻利并大便不通论》指出"大肠主津，小肠主液……津液皆肾水所化"，因此治疗FC时，不仅要治标为主，更要注重根本，从肾入手，辨别其寒热虚实，肾热者宜凉而滋之，肾寒者宜温而滋之，肾虚者宜补而滋之，肾干燥者宜润而滋之。

三、病案举隅

李某，女，18岁。

初诊：2021年6月15日（芒种），大便干结1年余。

患者诉大便干结1年余，平素排便困难，三四日一行，喜食辛辣刺激之品，舌红，苔薄黄少津，脉沉数。既往因"阑尾术后肠粘连"行"小肠部分切除术"；肠梗阻病史。西医诊断：1.功能性便秘；2.不完全性肠梗阻。

中医诊断：便秘，证属津亏肠燥证，治以滋阴增液、润肠通便，方用自拟"五仁通便方"加味。处方如下：炒苦杏仁10g〈后下〉，生地黄15g，炒桃仁10g，炒火麻仁30g，炒郁李仁30g，瓜蒌15g，玄参15g，麦冬12g，枳实15g，当归10g，牛膝10g，升麻6g，酒大黄6g，槟榔10g，炒柏子仁10g，丹参10g，赤芍12g。共7剂，水煎服，一日1剂，一日3次，餐后1小时口服。嘱患者多食水果蔬菜，养成定时排便习惯。二诊：2021年6月22日（夏至），大便好转，二三日一行。上方瓜蒌增至30g，去丹参、赤芍。继服14剂，煎服方法同前。1月后随访，大便通畅，

---

〔1〕贾梦鑫、于猛、秦玲玲等：《生白术多糖对洛哌丁胺诱导大鼠便秘的改善作用研究》，《中草药》2022年第24期，第7808-7815页。

无不适。

【按】张仲景《伤寒论》称"便秘"为"阳结""阴结""脾约"等，同时也对排便的周期及粪便的质地进行了精简的描述，如"不大便五六日""燥屎五六枚"。《伤寒论·辨阳明病脉证并治》第245条曰"阳脉实，因发其汗，出多者……太过为阳绝于里，亡津液，大便因硬也"，认为便秘因津液内竭所致。《素问·举痛论》曰"热气流于小肠，肠中痛，瘅热焦竭，则坚干不得出，故痛而闭不通矣"，明确论述了便秘的病机在于热邪留于肠，导致肠中津液匮乏而成便秘。《杂病源流犀烛·大便秘结源流》言"若为饥饱劳役所损，或素嗜辛辣厚味，致火邪留滞血中，耗散真阴，津液亏少，故成便秘之症"，明代虞抟《医学正传·秘结》述"饮食之火起于脾胃，淫欲之火起于命门，以致火盛水亏，津液不生"，患者嗜食辛辣刺激之品，导致胃火炽盛，耗伤津液，津液亏虚，大肠失于濡润，传导不利，发为本病，正如《丹溪心法·燥结》所谓"燥结血少不能润泽，理宜养阴"；"如妄以峻利药逐之，则津液走，气血耗，虽暂通而即秘矣"，故治疗以滋阴增液、润肠通便为先，方用自拟"五仁通便方"加味。现代药理作用分析表明，炒苦杏仁润肠通便，其成分中脂肪油含量达到40%~50%，脂肪油进入肠道内后可以增强肠黏膜对肠内容物的润滑作用，让大便润滑，从而排便通畅；生地黄甘寒，清热滋阴，壮水生津，与炒苦杏仁相合，滋阴润肠，生地黄的有效成分对于肠道蠕动有显著功效，可以增加排便次数，缩短排便时间，改善便秘症状；炒桃仁活血祛瘀、润肠通便，其含有45%的脂肪油，能提高肠道的润滑性而使大便易于排出，因此临床将炒桃仁作为一种润下之品，用于老年人或虚弱者的虚性便秘；炒火麻仁含有大量脂肪油，进入肠道后在肠道内反应生成脂肪酸，可以对肠壁产生刺激，促进肠道的蠕动，从而有利于促进排便；炒郁李仁润肠通便、利水消肿，郁李仁提取物中的水提物、脂肪油、醇提物、醚提物均可促进肠蠕动；瓜蒌清热涤痰、润燥滑肠，油脂类大部分存在于瓜蒌子中，脂肪油含量可达 26%，致泻作用较强；玄参清热凉血、滋阴降火、解毒散结，麦冬养阴润肺、益胃生津、清心除烦，二者甘寒质润，可润肠通便，且麦冬中存在着少量的挥发油，其分子质量很小，脂溶性强，易穿透生物膜，利于排便；枳实破气消积，化痰除痞，可使胃底平滑肌的张力明显升高，有促进胃运动、加速胃排空的作用；当归补血活血、调经止痛、润肠通便，其中含有的挥发油可促进排便；牛膝、升麻升降相应，调畅气机，其中升麻可促进胃肠排空，提高血清胃泌素和血浆胃动素含量，促进胃肠动力。方中炒柏子仁性平味甘，入心、肝、肾、大肠经，具有宁心安神、敛汗生津、润肠通便之功效，《长沙药解》记载其"能润肠秘"；现代药理研究发现，柏子仁中含有脂肪油约 14%，并含有少量挥发油，有良好的润肠作用。酒大黄味苦性寒，功善泻热通便、活血化瘀；现代医家研究发现，酒大黄可通过改善肠动力障碍、促进肠蠕动，从而达到治疗便秘的目的。槟榔位四大南药（槟榔、砂仁、益智、巴戟天）之首，入药首见于《名医别录》，言其"主消谷，逐水，除痰癖，杀三虫，去伏尸，治寸白"，具有杀虫消积、行气利水、截疟等功效；现代研究发现，槟榔中含有的槟榔碱有拟副交感神经作用，能增加肠道蠕动和胃黏膜分泌功能。大便艰涩难下，肠道腑气不通，易致瘀血内生，故加丹参、赤芍清热凉血、活血化瘀。

第十一节 非酒精性脂肪性肝病

非酒精性脂肪性肝病（Non-alcoholic fatty liver disease，NAFLD）是指除酒精和其他明确的损肝因素外，以弥漫性肝细胞大泡性脂肪变为主要特征的临床病理综合征，包括单纯性脂肪肝以及由其演变的脂肪性肝炎（NASH）和肝硬化。随着肥胖及其相关代谢综合征全球化趋势日益严重，NAFLD已成为欧美等发达国家和我国富裕地区慢性肝病的重要病因，普通成人NAFLD患病率10%～30%，其中10%～20%为NASH，后者10年内肝硬化发生率高达25%。NAFLD可直接导致失代偿期肝硬化、肝细胞癌和移植肝复发外，还可影响其他慢性肝病的进展，并参与2型糖尿病和动脉粥样硬化的发病。代谢综合征相关恶性肿瘤、动脉硬化性心脑血管疾病以及肝硬化为影响NAFLD患者生活质量和预期寿命的重要因素。NAFLD起病隐匿，发病缓慢，常无症状，少数患者可有乏力、右上腹轻度不适、肝区隐痛或右上腹胀痛等非特异症状，严重的NAFLD可出现黄疸、食欲不振、恶心呕吐等症状。常规体检部分患者可发现肝脏肿大发展至肝硬化失代偿期，其临床表现与其他原因所致肝硬化相似。NAFLD可归属于中医中的"胁痛""肝胀""肝着""肝癖""积聚"等范畴，《灵枢·胀论》曰"肝胀者，胁下满而痛引小腹"，《医醇剩义·胀》曰"寒气上逆，则两气相积，而肝木怒张，胁下乃肝之本位，痛引小腹，则壅极而决矣"，《金匮翼·肝胀》曰"怒动肝火，逆于中焦，其症口苦脉弦，胁及小腹胀满或痛，发则身热气逆是也"，《圣济总录·卷第四十一肝脏门》曰"夫肝受邪，则令气血不通。

故令胁下胀满，引少腹而痛也"。

一、病因病机

NAFLD 的发生发展是多种病理因素相互作用的复杂过程，临床上往往是多因素、多病机、多种病理产物相互作用，互为因果，发为本病。NAFLD 的发病与外感邪气、饮食不节、劳逸失度、情志失调、久病体虚、禀赋不足等因素相关。《金匮翼·积聚统论》提到"积聚之病，非独痰食气血，即风寒外感，亦能成之"，《灵枢悬解·百病始生六十四》载"卒然多饮食，则肠满，起居不节……肠外有寒，汁沫与血相抟，则合并凝聚不得散，而积成矣"，《张氏医通·胁痛》云"其间七情六郁之犯，饮食劳动之伤，皆足以致痰凝气聚，血蓄成积"，朱丹溪《医林绳墨》曰"气也，常则安，逆则祸，变则病，生痰动火，升降无穷，燔灼中外，血液稽留，为积为聚"，叶天士《临证指南医案·湿》曰"脾家有湿……必其人膏粱酒醴过度"，吴鞠通亦云"肝气之郁，痰瘀阻络"。本病病位在肝，与脾、胃、肾等脏腑密切相关。肝"体阴而用阳"，在外感邪气、饮食不节、劳逸失度、情志失调、久病体虚、先天禀赋不足六大病因作用下，肝体受损，肝用无能，造成肝疏泄失司、脾运化无力、肾气化不足，痰热浊瘀浊湿留而不去，进而发展为浊毒之邪内蕴，痰瘀搏结痹阻于肝脏脉络，损害肝体，最终形成恶性循环，为 NAFLD 的病机特点。肝、脾、肾亏虚为本，气滞、痰湿、血瘀蓄积为标，总属本虚标实之病。

二、辨证论治

《丹溪心法·六郁五十二》曰："气血冲和，万病不生，一有怫郁，诸病生焉。故人身诸病，多生于郁。"肝的疏泄功能正常，气机调达，血行流畅，津液输布；若肝失疏泄，气机不畅，血运不畅而成瘀，津液失布而成湿痰，湿痰瘀留滞于肝，可导致本病的发生。

汪龙德主任医师认为，本病的发病关键为肝郁，在治疗时当灵活运用疏肝法，临证中可分为肝郁脾虚证、痰瘀互结证、湿热内蕴证、痰湿内阻证，因证立法，随法选方，据方施治。疾病初期的治法以疏肝理气、健脾和胃为主；中后期的治法以健脾益肾、化瘀散结为主，佐以清热化湿。重症患者应采取中西医结合治疗。

1.肝郁脾虚证

临床表现：右胁肋胀满或走窜作痛，每因烦恼郁怒诱发或加重，伴腹胀，便溏，腹痛欲泻，乏力，胸闷，善太息。舌淡，边有齿痕，苔薄白或腻，脉弦或细。方选丹栀逍遥散（牡丹皮12 g，栀子10 g，当归10 g，生白芍15 g，柴胡12 g，茯苓12 g，炒白术12 g，薄荷6 g〈后下〉，郁金10 g，香附10 g，川楝子10 g，炒枳壳15 g），乏力气短者，加黄芪、党参。

方药分析：《素问·宝命全形论》记载"土得木而达"，故治疗当疏肝健脾。丹栀逍遥散出自明代薛己《内科摘要》。该方是在宋代陈师文等《太平惠民和剂局方》名方逍遥散的基础上加牡丹皮、栀子而成，重在条达肝木，通调营血，扶助中土，兼清郁热。肝脏最刚，具有升发之性，一旦怫郁，则易化火，火旺克金，木旺克土。因此，丹栀逍遥散于调养中又寓疏通条达，再清郁热，使肝木以遂其性，则诸病得消。方中牡丹皮、栀子清肝泻热，《本草汇言》曰"牡丹皮，清心，养肾，和肝，利包络，并治四经血分伏火……凡一切血气为病，统能治之"，《本草经疏》

曰"栀子，清少阴之热，则五内邪气自去……此药味苦气寒，泻一切有余之火"。柴胡辛散燥邪，疏解肝郁，《药鉴》言"在脏主调经生血，在经主气上行经……能提下陷阳气，以泻三焦之火，此其能除手足少阳寒热也……与白芍同用，能抑肝而散火"；当归辛温活血，《日华子本草》言"治一切风，一切血，补一切劳，去恶血，养新血，及主症癖"；白芍养血和营，《本草备要》曰"泻肝火，酸敛肝，肝以敛为泻，以散为补，安脾肺，固腠理"；三药合用，一气一血，调和阴阳。茯苓、白术健脾益气，化生气血，《景岳全书》言白术"能益气和中，补阳生血，暖胃消谷，益津液，长肌肉，助精神，实脾胃"；《本草纲目》曰"茯苓气味淡而渗，其性上行，生津液、开腠理，滋水之源而下降，利小便"。薄荷辛凉，入肝，可宣表疏肝，《本草蒙筌》言"浮而升，阳也……清六阳会首，驱诸热生风，退骨蒸、解劳乏，善引药入荣卫"。郁金、香附、川楝子、枳壳相伍，增强疏肝行气之力。

2.痰瘀互结证

临床表现：右胁下痞块或右胁肋刺痛，纳呆，胸脘痞闷，面色晦暗。舌淡暗有瘀斑，苔腻，脉弦滑或涩。方选膈下逐瘀汤（炒桃仁10 g，赤芍15 g，延胡索12 g，川芎12 g，当归12 g，五灵脂15 g，红花6 g，枳壳10 g，醋香附15 g，陈皮12 g，半夏12 g，茯苓12 g，三棱10 g，莪术10 g，郁金12 g），右胁肋刺痛者，加川楝子15 g；反酸时，加海螵蛸15 g、煅瓦楞子15 g〈先煎〉。

方药分析：膈下逐瘀汤出自《医林改错·卷上》。此方具有活血逐瘀，破癥消结之功效，合二陈汤以燥湿化痰，理气和中。所谓久病必瘀，因此在临床上佐以理气活血之品，强调攻补兼施。

3.湿热内蕴证

临床表现：右胁肋胀痛，恶心，呕吐，黄疸，胸脘痞满，周身困重，纳呆，舌质红，苔黄腻，脉濡数或滑数。方选三仁汤加减（杏仁10 g，滑石20 g，通草6 g，白蔻仁10 g〈后下〉，竹叶6 g，厚朴12 g，薏苡仁15 g，茵陈10 g，茯苓12 g，泽泻10 g，猪苓10 g，桂枝10 g，白术12 g），恶心呕吐明显者，加麸炒枳实10 g、姜半夏12 g、竹茹6 g；黄疸明显者，加虎杖15 g。

方药分析：方中杏仁、白豆蔻、薏苡仁合用，能宣上、畅中、渗下，而具清利湿热、宣畅三焦气机之功；通草、滑石、淡竹叶清热除湿，使湿热浊邪从小便而去；姜半夏、厚朴行气化湿；白术、茯苓、泽泻三者为佐药，白术、茯苓性温，既可健脾益胃气又可防寒凉伤胃；茯苓、桂枝相伍，温化寒饮而渗湿于外，共奏温化渗利之功，加茵陈清热利湿。

4.痰湿内阻证

临床表现：右胁肋胀满，形体肥胖，周身困重，倦怠，胸脘痞闷，头晕，恶心，舌淡红，苔白腻，脉弦滑。方选平胃散合五苓散加减（苍术15 g，陈皮12 g，厚朴12 g，甘草6 g，茯苓15 g，泽泻10 g，猪苓10 g，白术15 g，肉桂12 g），胸脘痞闷湿甚者，加藿香12 g、佩兰15 g。

方药分析：方中苍术苦辛温燥，最善燥湿健脾，重用为君；厚朴苦温芳香，行气除满，助苍术除湿运脾；陈皮理气化滞，合厚朴以复脾胃之升降；茯苓、猪苓、泽泻淡渗利湿，使水道得以通畅，则湿有去路；白术味甘温，脾恶湿，水饮内蓄，则脾气不治，益脾胜湿，必以甘为助；佐以肉桂暖气散寒，为诸药通使。

三、病案举隅

于某，男，55 岁。

初诊：2021 年 11 月 3 日（霜降），胁肋部胀满不适 1 月余。患者自诉 1 月前无明显诱因出现胁肋部胀满不适，偶有疼痛，伴口干口苦，纳呆，大便黏腻不爽，小便色黄，舌红，苔黄厚腻，脉滑数。查腹部彩超示：脂肪肝、胆囊多发结石；胃镜示：慢性萎缩性胃炎。西医诊断：非酒精性脂肪性肝病。

中医诊断：肝胀，证属湿热内蕴证；治法：清利湿热；方用三仁汤加减。处方如下：杏仁 10 g，滑石 20 g，通草 6 g，白蔻仁 10 g，竹叶 6 g，厚朴 12 g，薏苡仁 15 g，茵陈 10 g，茯苓 12 g，泽泻 10 g，猪苓 10 g，桂枝 10 g，白术 8 g。共 7 剂，水煎服，一日 1 剂，一日 3 次，餐后 1 小时口服。二诊：2021 年 11 月 10 日（立冬），胁肋部胀满疼痛明显减轻，纳佳，口干口苦好转，大便正常，自觉乏力、汗多，舌淡红，苔白腻，脉滑数。上方去通草、滑石、淡竹叶，加党参 15 g、防风 10 g、浮小麦 30 g、煅龙骨 30 g〈先煎〉、牡蛎 30 g〈先煎〉。继服 7 剂，煎服方法同前。后随访，诸症减轻。

【按】《黄帝内经·六元正纪大论》云"湿热相搏，民病黄疸"，其病因《素问·奇病论篇》谓"此肥美之所发也，此人必数食甘美而多肥也"；《黄帝内经·生气通天论》曰"因于湿，首如裹，湿热不攘"。三仁汤首见于《温病条辨》，由清代温病学家吴鞠通依据叶天士《临证指南医案》创立。三仁汤方："杏仁五钱，飞滑石六钱，白通草二钱，白蔻仁二钱，竹叶二钱，厚朴二钱，生薏仁六钱，半夏五钱。甘澜水八碗，煮取三碗，每服一碗，日三服"。杏仁开宣肺气，使湿邪从上焦宣发；白豆蔻芳香化湿、行气宽中、醒脾和胃，使湿邪从中焦而解；薏苡仁利水渗湿，使邪从下焦而去；三仁合用为君药，通利三焦湿热，故称"三仁汤"。辅以半夏、厚朴除湿消痞，行气散满；通草、滑石、竹叶清利湿热。诸药合用，共成宣上、畅中、渗下之剂，而有清热利湿、宣畅混浊之功。合以《医方考》中茵陈五苓散，取茵陈散热郁、五苓利湿瘀之意，方中茵陈清泄肝胆湿热，现代药理研究表明，茵陈含挥发油，主要的化学成分有黄酮类、香豆素类、茵陈二炔烃、茵陈炔酮等，具有保肝、利胆、抗炎、调血脂、抗氧化的作用；猪苓、泽泻、茯苓、白术，味平而淡，故可以导利小水。肉桂之加，取有辛热，能引诸药直达热邪蓄结之处。二诊患者诉乏力、汗多，此乃脾胃气虚，卫外不固，故加党参、防风、浮小麦、煅龙骨、牡蛎以益气固表止汗。

第十二节 肝纤维化

肝纤维化（Liver fibrosis，LF）是指肝细胞发生坏死和炎症刺激时肝脏内纤维结缔组织异常增生的病理过程，其特点是肝脏中细胞外基质大量合成分泌并在肝内弥漫沉积。它是各种慢性肝病的共同病理特征，亦是向肝硬化发展的必经环节。当肝纤维化继续加重，肝小叶结构改建，假小叶及结节形成，进一步演变为肝硬化。相关临床和实验研究证实，肝纤维化是肝硬化的良性可干预阶段，故减缓或逆转肝纤维化的发展是治疗各种慢性肝病、减少肝硬化发生的重要对策。肝纤维化是现代医学的病理学概念，在传统医学中亦无"肝纤维化"相关记载，又因肝纤维化是许多慢性肝病的共同病理特征，如慢性病毒性肝炎、慢性酒精中毒、血吸虫病等，故依其临床表现为黄疸、胸胁满、胸胁痛、胁下癖积等，可归属于中医学中"胁痛""黄疸""痞满""痞块""癥瘕积聚""鼓胀"等疾病范畴。《灵枢·水胀篇》论鼓胀曰"腹胀身皆大……色苍黄，腹筋起，此其候也"；《诸病源候论》对其概念的论述尤为透彻，指出"聚结在内，渐染生长。块段盘牢不移动者，是症也，言其形状，可证验也"；清代喻嘉言云"不病之人，凡有癥瘕积块，痞块，即是胀病之根。日积月累，腹大如箕，是名单腹胀"。肝纤维化是鼓胀瘕积的病理基础，而鼓胀瘕积是肝纤维化的必然结果，从而将肝纤维化归属于"积聚"或"积证"的范畴更为准确，古代医籍中关于"积证"证候病机的描述与肝纤维化的病理基本吻合。

一、病因病机

《黄帝针经》云"积者，盖厥气生足悗，悗生胫寒，胫寒则血脉凝涩，凝涩则寒气上入于肠胃，则䐜胀，䐜胀则胀外之汁沫迫聚不得散，日以成积"，《素问·四时刺逆从论篇》亦云"厥阴有余病阴痹……涩则病积溲血……少阳有余病筋痹胁满……涩则病积，时筋急目痛"，由此可见，积病发生的根本原因在于肝经或胆经阻滞不通。《难经·第五十五难》对积病的病因作了具体阐述，并对积、聚进行了区别："气之所积名曰积，气之所聚名曰聚……故积者，五脏所生……积者，阴气也，其始发有常处，其病不离其部，上下有所终始，左右有所穷处……故以是别知积聚也"。《金匮要略·五脏风寒积聚病脉证并治》把积病放在肝病的分类中进行论述，说"积者，脏病也，终不移……"，指出了积病的病位归属于脏，从而与聚病划清了界限。首次明确对肝积的病因加以阐述的古代文献当属《难经》，如《难经·第五十六难》有曰："肝之积，名曰肥气……以季夏戊己日得之。何以言之？肺病传于肝，肝当传脾，脾季夏适王，王者不受邪，肝复欲还肺，肺不肯受，故留结为积，故知肥气以季夏戊己日得之。"肝纤维化的原发病因各异，临床表现虽有不同，但其基本病机为正虚邪盛、邪毒久踞、肝络受损、气滞血瘀，可归纳为"虚损生积"；其中"虚损"主要表现在脾气虚、肝气虚和肝肾阴精虚损等方面。气虚反映了机体功能的损伤与降低，而肝肾阴精虚损则指肝脏形质损伤，是虚损更深层次的病机变化。此外，通过基础研究，进一步明确"虚损"主要体现在肝实质细胞数量的减少与功能的衰退以及肝窦壁的损伤，而"血瘀"主要表现为肝脏细胞外基质的过度沉积以及肝窦的毛细血管化等病理改变。肝纤维化本质上是肝脏形质损伤，阴精亏损，无以化气为用，以致气血不行，凝血蕴里不散而成积。根据患者病情不同，还可有寒热转化、肝气郁结、脾运失调、湿热内蕴、寒凝积滞等不同病机的临床表现。综上所述，肝纤维化形成的内因是正气虚弱，外因则是肌体感受湿热毒邪，其病机为"血瘀为积之体（标）、虚损为积之根（本）"，正虚主要表现为气阴两虚，血瘀则主要表现为瘀血阻络。

二、辨证论治

汪龙德主任医师认为，肝纤维化的中医病因可分为七情内伤、饮食劳倦、感受湿热疫毒之邪、正气不足、蛊毒等，与湿、热、痰、瘀、虚、毒有密切的关系。若患者病情迁延，则正气亏虚更重，无力生化气血，气虚血瘀则肝之气机调达不利，进而使得机体气血难以正常运行，无法上荣于面颊，则面色晦暗，甚则出现红丝赤缕；若邪气亢胜，痰瘀阻塞，加之感受外来湿热疫毒之气，最终导致肝郁气滞、脏器受损，发为本病，其病位主要在肝，与脾、肾密切相关。因肝为藏血之脏，主木生风，若肝气不畅，则气机不利，进而横逆犯脾，使得脾脏运化失司，无力旁达水谷精微之气，后天无力滋养先天，则肾气不足，而东方之木赖以肾气的补养，故而肝脏失于保护受到损害。基本病机为虚损生积、正虚血瘀，其基本证型为气阴虚损、瘀血阻络，但在肝纤维化病变的不同阶段，根据患者感受病邪不同或体质差异，可表现为不同的证候类型，早期多为实证，后期多为虚实夹杂证。凡肝纤维化者，必有脾虚、肝郁、血瘀的病理变化，并根据患者主、次症状的不同，将此病分为三型：肝郁脾虚型、肝肾阴虚型、气滞血瘀型。以化纤保肝方（柴胡 15 g、赤芍 15 g、炒白术 15 g、枳壳 20 g、丹参 15 g、当归 10 g、鳖甲 10 g〈先煎〉、龟板 10 g〈先煎〉）为基础，适当加减疏肝健脾、滋补肝肾、行气活血等中药，均取得良好疗效。

1.肝郁脾虚证

临床表现：胁胀满疼痛，性情急躁，胸闷善太息，少气懒言，四肢倦怠，纳食减少，舌淡苔白，脉沉弦。治疗以疏肝利胆、健脾益气为主，活血为辅；处方：柴胡疏肝散加减（柴胡 15 g，赤芍 15 g，炒白术 15 g，枳实 15 g，槟榔 15 g，郁金 10 g，大腹皮 15 g）。胁痛甚者，加延胡索、白芍各 15 g；黄疸者，加茵陈 30 g，炒栀子 15 g，制大黄 10 g。

方药分析：《素问·六微旨大论》记载"出入废则神机化灭，升降息则气立孤危"，故辅以槟榔、大腹皮、枳实行气通腑，恢复气机正常推动、调控机体新陈代谢的功能；柴胡、郁金和解少阳、疏利肝胆，契合该类药物有效成分发挥利胆排石、抑炎抗

菌、解毒保肝的药理学研究现状；"内外所感，皆由脾气虚弱而
湿邪、痰浊、瘀毒乘而袭之"，故佐以炒白术益气健脾，调理中
州，如此脾胃功能协调，正气存内，虽邪犯肝胆，但损伤轻微、
病灶局限且修复增强；赤芍化瘀止痛、活血通络，以促进肝组织
血液循环，增加局部营养供给。

2.肝肾阴虚证

临床表现：右胁肋痛，两目干涩，口燥咽干，耳鸣，腰膝酸
软，舌质红，剥苔或少苔，脉细数无力。治疗以养血柔肝、滋阴
补肾为主，活血为辅；处方：鳖甲煎丸加减（柴胡15 g，赤芍
15 g，炒白术15 g，鳖甲10 g〈先煎〉，龟板10 g〈先煎〉，麦冬
30 g，北沙参15 g）。阳虚甚者，去麦冬、北沙参，加肉桂6 g、仙
灵脾10 g或淡附片10 g。

方药分析：部分慢性肝胆疾病考虑到"积聚渐久，元气日
虚，此而攻之，则积气本远，攻不易及，胃气切近，先受其伤，
愈攻愈虚"，因此，对于临床放化疗、有创术后、大病初愈、年
老体弱或药物损伤阴液的患者，应注意顾护后天，开脾助运，
增食扶正，滋阴柔肝，勿犯虚虚实实之戒，随症加减添加炒白
术、麦冬、麸北沙参；以鳖甲、龟板补阴血、去瘀血、消癥瘕，
其中鳖甲乃厥阴肝经血分之要药，主心腹癥瘕坚积，去痞疾效
尤佳。

3.瘀血阻络证

临床表现：面色晦暗，或见赤缕红丝，肝掌，舌质紫暗，或
有瘀点、瘀斑，脉沉细涩。治疗以活血化瘀、散结通络为主，健
脾为辅。处方：柴胡15 g，赤芍15 g，炒白术15 g，枳壳20 g，丹
参15 g，鳖甲10 g〈先煎〉，龟板10 g〈先煎〉，冲服水蛭颗粒剂

6 g/日，地龙颗粒剂6 g/日。有出血倾向者，加仙鹤草30 g，白茅根30 g；顽固性腹水，加马鞭草15 g。

方药分析：方中柴胡、炒白术疏肝健脾；赤芍、丹参清热凉血、活血止痛；鳖甲、龟板滋补肝肾、软坚散结。诸药合用，共奏疏肝健脾、活血散结、利水消肿之功。马鞭草在治疗顽固性腹水方面，效果明显而安全性良好；水蛭、地龙治疗顽固性腹水寓"开鬼门，洁净腑"之意；附片、肉桂温阳化气利水。现代药理研究表明，丹参、赤芍疏肝理气、活血化瘀，能改善肝脏微循环，增加肝脏血流量，回缩脾脏，减少腹水形成。

三、病案举隅

王某，女，48岁。

初诊：2022年8月12日（立秋），右侧胁肋部疼痛2天。患者诉2天前无明显诱因而出现右侧胁肋部疼痛，晨起口干口苦，嗳气频繁，眼睛干涩，纳呆，眠差易醒，二便正常，舌红，苔薄白，脉弦细。查腹部彩超示：1.肝硬化；2.脾大；3.胆囊炎。既往甲状腺功能减退症病史3年余。西医诊断：肝纤维化。

中医诊断：胁痛，证属肝郁脾虚，治以疏肝健脾、理气止痛。处方：化纤保肝方加减（丹参15 g，柴胡15 g，赤芍15 g，炒白术15 g，枳壳20 g，槟榔15 g，枳实10 g，大腹皮15 g，玄胡15 g，白芍15 g）。后期随访，胁痛明显减轻，余无不适。

【按】化纤保肝方以疏肝健脾、活血化瘀为主，散结为辅。肝属木，脾属土，肝气横逆乘脾土，可致脾胃运化升降失常，气血生化乏源；肝主疏泄、主调达、主藏血，肝气郁结、气机阻滞、血行不畅可致血瘀，瘀血贯穿于肝纤维化发生发展的整个过程。方中丹参活血化瘀为君药；柴胡、枳壳疏肝理气，赤芍、当归补血活血为臣，以增加丹参活血之功；炒白术益气健脾，龟板滋阴潜阳，鳖甲软坚散结为佐药，柴胡入肝经，兼为使药。诸药合用，使血瘀得散，肝郁得疏，脾气得健，从而恢复肝主疏泄调畅气机之功，脾主运化、生化气血之职，则诸症可除。现代研究表明，鳖甲具有明显的抑制大鼠肝星状细胞系 HSC-T6 的增殖作用。丹参能减少肝脏结节、减轻间质炎症反应，使假小叶消失，促使纤维组织消散、吸收和修复。柴胡可以下调 TGF-β1 的表达，从而有效抑制肝纤维化。赤芍总苷通过抑制 TGF-β1 的分泌阻止HSC 激活、增殖和分泌胶原，从而抗肝纤维化。肝纤维化的发生，因邪毒滞留体内，且性似湿热，日久可致肝郁脾虚、肝肾阴虚、气滞血瘀，毒瘀互结，壅塞肝络。瘀血贯穿于肝纤维化发生发展的整个过程，汪龙德主任医师强调治疗本病要以活血化瘀为主，辅以疏肝理气，气行则血行；并且要重视疏肝健脾，以培后天之本，还可充养先天，滋补肝肾之阴以固先天之本，佐以软甲散结，从而发挥抗肝纤维化的作用。

第十三节　肝硬化

肝硬化（Liver cirrhosis，LC）是一种由多种肝损伤导致高死亡率和高发病率的晚期肝病，属于各种慢性肝病进展至以肝脏弥漫性纤维化、假小叶形成、肝内外血管增殖为特征的病理阶段，如乙型或丙型病毒性肝炎、酒精性肝病、非酒精性脂肪性肝病、自身免疫性疾病、胆汁淤积性疾病及铁或铜超载等，在长期肝脏炎症后，正常的肝实质被纤维化组织和再生结节取代，导致肝功能不同程度受损。其特征是肝纤维化和门静脉高压症，可并发肝腹水、上消化道出血、食管静脉曲张等，患者表现为恶心、呕吐、反酸、腹胀等症状。在世界范围内，该病每年可导致103万人死亡，在欧洲每年导致17万人死亡，被确定为世界上第14大死亡原因，LC的发病率和死亡率在发达国家中继续增加。中医学根据肝硬化患者的临床症状，将肝硬化归入"积聚"及"鼓胀"等范畴。《灵枢·水胀》曰"腹胀，身皆大，大与肤胀等也，色苍黄，腹筋起，此其候也"；《金匮要略·水气病脉证并治》所论述的石水、肝水等与本病相似，如"肝水者，其腹大，不能自转侧，胁下腹痛"；《景岳全书·肿胀》对鼓胀的病因进行了描述："纵酒无节，多成水臌"。

一、病因病机

肝硬化的病因病机较为复杂。中医认为，肝体阴用阳，以柔韧之体行刚强之用，将本病发病原因归结于情志所伤、酒食不节、黄疸或积证失治、脾肾亏虚，以及感染血吸虫等方面。肝主疏泄，性喜条达，若因情志抑郁，肝气郁结，气机不利，则血液运行不畅，以致肝之脉络为瘀血所阻滞。同时，肝气郁结，横逆乘脾，脾失健运，水湿不化，以致气滞、血瘀交阻，水停腹中，形成鼓胀。若嗜酒过度，饮食不节，脾胃受伤，运化失职，酒湿浊气蕴结中焦，土壅木郁，肝气郁结，气滞血阻，气滞、血瘀、水湿三者相互影响，导致水停腹中，而成鼓胀。黄疸本由湿邪致病，属肝脾损伤之疾，脾伤则失健运，肝伤则肝气郁滞，久则肝脾肾俱损，而致气滞血瘀，水停腹中，渐成鼓胀。积聚之"积证"本由肝脾两伤，气郁与痰血凝聚而成，久则损伤愈重，凝聚愈深，终致气滞、血瘀、水停腹中，发为鼓胀。若经治疗腹水虽消退，而积证未除，其后终可因积证病变的再度加重而再次形成鼓胀，故有"积"是"胀病之根"之说。肾主气化，脾主运化，脾肾素虚，或劳欲过度，或久病所伤，造成脾肾亏虚，脾虚则运化失职，清气不升，清浊相混，水湿停聚；肾虚则膀胱气化无权，水不得泄而内停，若再与其他诸多因素相互影响，则即引发或加重鼓胀。在血吸虫病流行区，遭受血吸虫感染又未能及时进行治疗，内伤肝脾，致气机阻滞，湿聚为水，虫阻脉络，最终形成鼓胀。

在鼓胀的病变过程中，肝、脾、肾三脏常相互影响，肝郁而乘脾，土壅则木郁，肝脾久病则伤肾，肾伤则火不生土或水不涵木。同时，气、血、水也常相因为病，气滞则血瘀，血不利则为水，水阻则气滞；反之亦然。气血水结于腹中，水湿不化，久则实者愈实，虚者愈虚，属本虚标实之证。

二、辨证论治

汪龙德主任医师根据肝硬化病因病机，认为首先应详审病情，其次根据阴阳虚实之不同，分清标本缓急，最后辨证施治，临证中以肝郁脾虚瘀结型、肝肾阴虚瘀阻型多见。本病的病机特点为本虚标实，虚实并见，故其治疗宜谨据病机，以攻补兼施为原则。实证为主，则着重祛邪治标，根据具体病情，合理选用行气、化瘀、健脾利水之剂；虚证为主，则侧重扶正补虚，视证候之异，分别施以健脾温肾、滋养肝肾等法，同时兼以祛邪。

1.肝郁脾虚瘀结证

临床表现：消瘦乏力，面色晦黄，胃纳减少，腹胀便溏，四肢倦怠，或见右胁隐痛，甚或傍晚足胫微肿，舌暗红，舌体稍胖、边有齿痕，脉多虚弦，重按无力。治宜疏肝健脾、活血软坚。处方：黄芪20 g，柴胡10 g，赤芍10 g，白芍10 g，当归10 g，白术 10 g，茯苓 10 g，鳖甲〈先煎〉15 g，白花蛇舌草 20 g，郁金 10 g，泽兰 30 g，香附 10 g，鸡内金 15 g，山楂 15 g。食欲不振加麦芽 10 g，胁痛加姜黄、延胡索各 10 g，腹胀明显加香橼 15 g、青皮 10 g。多数患者在坚持服药 2～3 个月后，即可改善症状，肝功能亦随之好转。

方药分析：方中柴胡疏解少阳，其轻清升散可达肝胆经，善透少阳之邪，使少阳枢机得利，半表半里之邪得去，气郁得通，随方增减，常获良效。肝郁气滞日久，旺木克土，则出现腹胀、疼痛、呕恶、烧心、纳呆等，即《类证治裁》所言"肝木性升散，不受遏郁，郁则经气逆，为嗳、为胀、为呕吐、为暴怒胁痛、为胸满不食、为飧泻……皆肝气横决也"，故佐以白芍柔肝缓急，郁金、香附疏肝解郁；《医学入门·内伤》曰："血乃水谷之精变成，生化于脾，生息于心，藏于肝，布于肺，施于肾，脉络脏腑，耳目手足，资为运用"，故配合黄芪、白术益气固本，助脾化源，鸡内金、山楂消食化积，血不利则为水，配合茯苓利水渗湿，当归、赤芍化瘀通络，可加速沉积的细胞外基质消退及纤维胶原溶解。

2.肝肾阴虚瘀阻证

临床表现：脾大明显，肝大不著，面色晦暗，可见蜘蛛痣，胁痛腰酸，鼻或齿龈出血，咽喉干燥，舌绛，少苔，脉细弦或细数。治宜滋肾柔肝、活血软坚。处方：北沙参 30 g，麦冬 15 g，石斛 15 g，玄参 15 g，白芍 15 g，生地 20 g，鳖甲 30 g〈先煎〉，牡蛎 30 g〈先煎〉。出血多加阿胶、藕节；胁痛甚加枸杞子、川楝子；心悸且烦加酸枣仁、丹参、龟板。若患者腹水较多，饮食尚可，大便成形，小便较少者，方选五苓散合五皮饮，采取轻药重投，多可奏效。如大便干结者，也可适当配伍牵牛子，且应以胃气未败、食欲不减为标志，防止过峻伤正。若患者腹水较少，可侧重治肝，肝失条达，疏泄功能减弱，出现倦怠乏力，胸胁不舒，气短食少，腹大便溏，舌质暗红、苔腻，脉弦沉细，可选用四逆散合当归补血汤为主方，其中黄芪为补肝气之要药，用量宜大（30～60 g）。若食少便溏，可配伍炒白术、鸡内金补脾助运。肝气极虚，不任疏泄，柴胡、枳壳可不用，可合用黄芪、太子参、当归、丹参、莪术、泽兰、枸杞子等，颇能应手。若肝血虚者，两目干涩，眩晕或偏头痛，乏力，肢麻，胁痛腹胀，鼻、齿龈出血，舌质红，脉弦细，治宜养血化瘀，滋阴利水，方选一贯煎加减。药用北沙参、天冬、麦冬、生地黄、枸杞子、鳖甲、牡蛎、泽兰等。若血虚水停者，面黄虚浮，腹胀如鼓，食后腹胀尤甚，尿少，便溏，倦怠乏力，舌边有齿痕、苔白腻，脉濡缓或沉迟，治宜补脾利水、养血和肝，方用当归芍药散加减。方中重用白术30 g，加泽兰30 g，共奏化瘀行水之效。若病程迁延日久，穷必及肾，多见形寒怯冷，腹胀，周身浮肿，下肢尤甚，腰膝酸软，尿少便溏，舌质淡胖，脉沉细，常用真武汤或济生肾气丸加味。方中制附子〈先煎〉至少用至10 g，始能发挥温阳泻浊的作用。牛膝宜用川牛膝，配车前子〈包煎〉、泽兰、鸡内金等以增利水之效。

三、病案举隅

杨某，男，43岁。面色晦滞，胁痛脘痞，纳差便溏，尿少，双下肢轻度浮肿，苔白腻，脉弦细。腹部彩超示：回声增粗、增强，血管网络欠清，肝脾肿大，腹水。既往慢性病毒性肝炎史，肝功长期损害，持续3年，久经中西药物治疗。西医诊断：肝硬化。

中医诊断：鼓胀，证属脾肾阳虚，治以温补脾肾，益气化瘀，佐以利水。处方如下：生黄芪30 g，当归10 g，制附片6 g〈先煎1 h〉，生白术30 g，干姜20 g，茯苓15 g，淫羊藿10 g，丹参15 g；另用益母草100 g，泽兰叶30 g，煎汤代水煎药。连服10剂，小便量增多，腹胀改善，足肿消退，纳眠均安。原方去益母草、泽兰，加鳖甲30 g〈先煎〉。守方3个月，自觉无不适，肝功能复查正常，停服汤药。随防3年，无不适。

【按】肝硬化病位虽在肝，而治疗应重脾肾，方中黄芪、白术大补脾气，干姜、附片、淫羊藿温煦脾肾阳气，丹参养血活血、软肝缩脾，大剂量益母草、泽兰化瘀行水，鳖甲滋补肝肾、软坚散结。肝硬化腹水治疗过程中，需注意以下几点：（1）肝硬化属本虚标实、虚实夹杂之证，正虚为本，即肝、脾、肾三脏功能失调，气血亏损；邪实为标，即气、血、水停聚腹中，但不可见腹水不消而妄行攻下、峻下，峻下其水，不但伐其生生之气，且消其阴血。（2）精神舒畅与否，对本病的治疗影响极大，给病人精神上以安慰和鼓励，从而树立战胜疾病的信心。（3）本病还可以配合食疗，多食酸性水果，因酸可入肝而柔肝；此外，饮食上宜少吃盐，多吃含蛋白质较高的食品。

第十四节　胆石症

胆石症（Cholelithiasis）是一种发生于胆囊和肝内外胆管的结石性疾病。胆石症是慢性胆囊炎反复发作的重要原因之一，研究表明，在所有慢性胆囊炎中，慢性结石性胆囊炎所占比例高达

90%～95%。临床症状与其部位及结石大小有关，如阵发性胆绞痛，伴恶寒、发热及黄疸，或右上腹隐痛[1]。部分患者未发生明显不适，仅在体检时发现。无明显症状的胆结石患者，若不及时治疗，可引起阻塞性黄疸、胆管化脓、急性胰腺炎等严重并发症，严重时导致死亡。药物治疗包括：（1）解痉镇痛对症治疗：有阵发性腹痛者，可予以山莨菪碱或阿托品肌内注射。诊断明确而腹痛剧烈者必要时可用派替啶肌内注射。吗啡可使胆道平滑肌张力增加，故不宜使用，可用33%硫酸镁溶液口服或胃管注入利胆治疗。（2）抗生素应用：急性胆囊炎应及时控制感染，改善症状。胆系感染的细菌可能为大肠杆菌、肠球杆菌、肺炎杆菌、其他革兰阴性杆菌和厌氧菌，宜选用在胆汁中浓度高的药物。一般可用第二、三代头孢菌素，第三代喹诺酮及抗厌氧菌药物。（3）口服溶石治疗：各种口服溶石药物如鹅去氧胆酸、熊去氧胆酸等，均是通过降低胆固醇饱和度起到溶石作用，故仅对胆固醇结石有效。胆管壁或胆囊壁长时间受结石的摩擦和刺激，少部分还可引起癌变。对于结石直径<10 mm的患者，包括肝内及肝外胆管结石，均可进行辨证治疗。对已行取石术后的患者能有效预防结石的再发生；对于年纪较大不能耐受手术者，中医药治疗能有效避免因结石刺激而导致的急慢性胆囊炎[2]。古代医学文献中并无胆石症这一名称记载，根据其症状、体征等临床表现，属于"胆胀""胁痛""黄疸"等疾病的范畴。早在《灵枢·胀论》中

〔1〕饶显俊、谢晶日、杨佩佩：《谢晶日以土木升降相因理论治疗胆石症经验》，《浙江中医药大学学报》2022年第6期，第637-641页。

〔2〕杨雪梅、孙海涛、陈炜聪等：《贺松其基于"岭南湿热理论"治疗胆石症经验探讨》，《中国中医基础医学杂志》2022年第1期，第142-144页。

就记载"胆胀者，胁下痛胀，口中苦，善太息"，不仅提出了"胆胀"的病名，还对其临床症状进行了详细描述，且说明了此病的发生与情绪不畅密切相关。《灵枢·五邪》曰"邪在肝，则两胁中痛"；《景岳全书·胁痛》言"胁痛之病，本属肝胆二经，以二经之脉皆循胁肋故也"，指出胁痛的发生主要是由肝胆经病变导致的；张仲景《伤寒论》言"结胸实热，脉沉而紧，心下痛，按之石硬，往来寒热"，"身黄如橘色"，记述了胆系病和黄疸的关系，并提出茵陈蒿汤、大柴胡汤等理法方药。

一、病因病机

清代尤怡《金匮翼·胁痛统论》提及"肝郁胁痛者，悲哀恼怒，郁伤肝气，两胁骨疼痛，筋脉拘急，腰脚重滞者是也"；清代沈金鳌《杂病源流犀烛·肝病源流》云"气郁，由大怒气逆，或谋虑不决，皆令肝火动甚，以致肤胁肋痛"；宋代严用和《严氏济生方·胁痛评语》谓"夫胁痛之病……多因疲极嗔怒，悲哀烦恼，谋虑惊扰，致伤肝脏。肝脏既伤，积气攻注，攻于左，则左胁痛；攻于右，则右胁痛；移逆两胁，则两胁俱痛"，指出若情志不舒，或抑郁，或暴怒气逆，均可导致肝脉不畅，肝气郁结，气机阻滞，不通则痛，发为胁痛。《丹溪心法·疸》言"疸不用分其五，同是湿热"，认为肝胆病的主要原因是湿热[1]；《素问·气厥论》曰"胃移热于胆，亦曰食亦"；《景岳全书·胁痛》记载"以饮食劳倦而致胁痛者，此脾胃之所传也"，认为胆结石的发生与脾胃密切相关。饮食不节，过食肥甘厚味之品，导致脾胃运化失司，而生湿热，热煎胆汁，凝结成石。《素问·缪刺论》

---

〔1〕周智慧、陈启亮、夏淑洁等：《胆石症的中医病机与微观辨证》，《河南中医》2021年第10期，第1469–1472页。

有云"邪客于足少阳之络，令人胁痛不得息"，可见胆结石的发生亦与外邪侵袭有关。邪气外袭，郁结少阳，影响肝胆疏泄调达的功能，导致胆汁郁滞，久而形成结石。清代李用粹《证治汇补·胁痛》对胆结石的病因病机及治疗原则进行了较为全面的记载："因暴怒伤触，悲哀气结，饮食过度，风冷外侵，跌仆伤形……或痰积流注，或瘀血相搏，皆能为痛。至于湿热郁火，劳役房色而病者，间亦有之。"

胆石症的病机关键为肝郁气滞、湿热蕴结，病变脏腑主要在于肝胆，且和脾胃密切相关。因胃居中焦，主要生理功能为受纳水谷、运化水湿，若饮食所伤，脾运化无力而生湿热，郁阻肝胆，疏泄不畅，亦可发为结石[1]。此外，胆结石的发生与个人体质也有很大关系，《灵枢·五变》言"夫同时得病，或病此，或病彼，意知，天知为人生风乎，何其异也"，《灵枢·论勇》曰"有人于此，并行并立，其年之长少等也，衣之厚薄均也，卒然遇烈风暴雨，或病或不病，或皆病，或皆不病，其故何也"，说明发生疾病的内在基础是体质。

二、辨证论治

汪龙德主任医师立足当代社会环境，基于当代人昼夜颠倒的作息、多静少动的工作方式、三餐不均的饮食习惯以及日渐增大的生活压力，认为胆石症的主要病因为内伤所致，亦如《景岳全书·胁痛》言"胁痛有内伤、外感之辨……但内伤胁痛者，十居八九"，主要病机为肝脾不调，气机不畅，蕴久化石。《张氏医通·诸血门》云"人饮食起居，一失其节，皆能使血瘀滞不行

〔1〕曾思敏、刘熙荣、李生发等：《中医药治疗胆石症的研究进展》，《中医药学报》2020年第9期，第72-76页。

也"，不规律作息，饮食不节致使人体气血津液代谢失调，痰、湿、瘀、热内生，继而影响脏腑功能，则肝失疏泄，脾胃升降之枢纽作用失常。现代生活节奏快，压力大，《三因极一病证方论·七气叙论》言"怒伤肝，其气击……思伤脾，其气结；悲伤心胞，其气急；恐伤肾，其气怯；惊伤胆，其气乱。虽七诊自殊，无逾于气"，又有《医述》曰"或因忧思过度……或因怒伤，血逆上下不得越下，不归经而留积于胸膈之间……"，是故百病生于气也。气血津液代谢失调，肝郁脾虚，气机不畅，则"胆赖肝之疏泄""胆随胃降"失职，胆腑不利，胆中之清不降，胆液久蕴，煎熬日久聚而为石。《东医宝鉴》云"肝之余气，泄于胆，聚而成精"，故胆石症虽病位在胆，但与肝脏生理病理密切相关，治疗时多运用疏肝之品。

1.肝郁气滞证

临床表现：右胁胀痛，可牵扯至肩背部疼痛不适，食欲不振，遇怒加重，胸闷，嗳气或伴恶心，口苦咽干，大便不爽，舌淡红，苔薄白，脉弦涩。治拟疏肝理气、利胆排石，方选柴胡疏肝散加减（柴胡12 g，枳壳15 g，白芍12 g，川芎10 g，陈皮12 g，香附12 g，川楝子10 g，藿香12 g，佩兰15 g，石菖蒲15 g，山楂15 g，麦芽15 g，鸡内金15 g）。

沈金鳌《杂病源流犀烛·肝病源流》言"气郁，由大怒气逆，或谋虑不决皆可令肝火动甚，以致胁肋痛"，肝为风木之脏，主疏泄，性喜条达而恶抑郁。肝气舒畅，一方面可以调畅全身气机，从而使脾胃升降有序，中焦调和；另一方面，肝气调达，胆汁能正常分泌及排泄。若肝胆气郁，失于疏泄，则胆汁排泄不畅，影响脾胃升降运化，进而出现胁肋胀痛、脘腹胀满、食少纳

呆等症；若肝气郁结，气阻络闭，胆汁上逆，上犯于口，则出现
恶心、厌油，甚至呕吐黄绿色胆汁；胆汁外溢与肌肤，则出现身
目发黄、小便黄等临床症状[1]；肝胆互为表里，若肝气郁滞，气
阻络闭，胆汁疏泄不畅，日久煎熬则成砂石，临床可见右胁肋处
或剑突下明显绞痛，可牵扯背部疼痛，部分患者伴有发热、性情
暴躁易怒、呃逆、嗳气、舌暗红、苔薄黄或薄白，脉弦滑，此为
肝郁之象。

2.肝胆湿热证

临床表现：右胁或上腹部疼痛拒按，多向右肩部放射，小便
黄赤，便溏或便秘，恶寒发热，身目发黄，口苦口黏口干，腹胀
纳差，全身困重乏力，恶心欲吐，舌红，苔黄腻，脉弦滑数。治
拟清热祛湿、利胆排石，方选大柴胡汤加减（大黄6g〈后下〉，
黄芩12g，姜半夏12g，麸炒枳实15g，白芍12g，柴胡12g，海
金沙30g〈包煎〉，金钱草30g，郁金10g，鸡内金15g）。

久卧湿地，湿邪乘虚搏结于胁；或饮食不节，损伤脾胃，水
反为湿，谷反为滞，水湿不化，日久郁而生热，湿热相搏，壅滞
为肝脉，肝失疏泄，不通则痛，发为胁痛[2]。《难经·四十二难》
曰"胆在肝之短叶间"，与肝相表里，情志不遂导致肝病者，均
可及于胆腑，而致肝胆同病，肝经湿热，尤易及胆，湿热中阻，
肝脏气机疏泄失常，湿热久蕴，聚而成石。其次，肝胆与胃相

〔1〕曹海芳、张瑜、魏胜泰等：《柴胡疏肝散加减治疗慢性胆囊炎胆石症及胆
　　囊功能和炎症因子的影响》，《中国实验方剂学杂志》2021年第15期，第
　　63-67页。

〔2〕董浩、齐海燕：《大柴胡汤加减治疗胆石症、胆囊炎61例临床观察》，《河
　　北中医》2014年第7期，第1020-1021页。

邻，足厥阴之脉"挟胃属肝络胆"，故同样是胆、胃疾患的病因，也可以波及于肝胆，形成肝胆湿热之证。

3.肝阴不足证

临床表现：右胁隐痛或略有灼热感，午后低热，或五心烦热，双目干涩，口燥咽干，少寐多梦，急躁易怒，头晕目眩，舌红或有裂纹或见光剥苔，脉弦细数或沉细数。治拟滋阴清热、利胆排石，方选一贯煎加减（生地 15 g，麦冬 10 g，鸡内金 15 g，当归 10 g，枳壳 15 g，郁金 10 g，川楝子 10 g，海金沙 30 g〈包煎〉，金钱草 30 g）。

《金匮翼·胁痛统论》谓："肝虚者，肝阴虚也，阴虚则脉绌急，肝之脉贯膈布胁肋，阴血燥则经脉失养而痛。"肝主疏泄，条畅气机，喜条达而恶抑郁。肝属木，肾属水，五行中水可生木。肝主疏泄，肾主封藏，藏泄互用。生理上肾藏精，肝藏血，"乙癸同源"。若肝郁日久化火，灼伤肝之阴血，或年老体衰、久病及劳欲过度，肾精亏损，精不化血，水不养木，而致肝阴不足、肝脉失于濡养，不荣则痛，临床可见胁肋隐痛或灼痛、遇劳加重等肝阴不足，肝脉失养之象。刘名扬等研究发现，一贯煎颗粒可降低豚鼠胆固醇结石模型成石率，改善胆囊组织病理结构和与结石形成有关的生化指标[1]。

4.瘀血阻络证

临床表现：寒战高热，右胁及脘腹疼痛拒按，重度黄疸，尿短赤，大便秘结，神昏谵语，呼吸急促，声音低微，表情淡漠，四肢厥冷，舌质绛红或紫，舌质干燥，苔腻或灰黑无苔，脉洪数

〔1〕刘名扬、于庆生、梁久银等：《胆石症从肝论治评述》，《安徽中医药大学学报》2016年第1期，第93-96页。

或弦数。治拟疏肝利胆、活血化瘀，方选膈下逐瘀汤加减（当归12 g，川芎10 g，桃仁10 g，赤芍12 g，延胡索12 g，丹皮10 g，枳壳15 g，鸡内金15 g，郁金10 g，海金沙30 g〈包煎〉，金钱草30 g）。瘀血较重者，加三棱、莪术、虻虫活血破瘀；疼痛明显者，加乳香、没药、丹参活血止痛。

《杂病源流犀烛·肝病源流》曰："由恶血停留于肝，居于胁下，以致胁肋痛。"清代温病学派叶天士提出"初病在经，久病入络"的理论，凡邪气外袭，气血运行阻遏；或负重劳为，闪挫跌扑，损伤脉络；或气滞日久，血行不畅，皆可致瘀血停滞，肝络闭阻，胆汁疏泄不利而成结石[1]。瘀血内阻于胁下，故可见右胁疼痛，痛有定处拒按，入夜尤甚；瘀血巧生，故可见发热；瘀血内阻，血败不能华色，从而引发黄疸。

三、病案举隅

杨某某，男，39岁。

初诊：2019年11月12日（立冬），后背部胀痛不适1月。患者自诉1月前出现后背部胀痛不适，伴有反酸，易饥饿，偶有上腹部烧灼感，纳食睡眠尚可，大小便正常。舌红，苔白腻，脉弦。2019年9月23日，因急性胆囊炎伴胆囊结石住院治疗。西医诊断：急性胆囊炎伴胆囊结石。

中医诊断：胁痛，证属肝郁气滞，治以疏肝理气，和解少阳，内泻热结；方用大柴胡汤加减。处方如下：大黄6 g，黄芩12 g，姜半夏12 g，麸炒枳实15 g，白芍12 g，茵陈20 g，柴胡15 g，海金沙30 g〈包煎〉，金钱草30 g，郁金10 g，鸡内金20 g。

---

〔1〕冯晓帅：《膈下逐瘀汤加味治疗慢性胆囊炎38例临床分析》，《内蒙古中医药》2010年第13期，第55页。

共7剂，水煎服，一日1剂，一日3次，餐后1小时口服。服药后症状较前明显缓解。

【按】《灵枢·根结》曰"太阳为关，阳明为阖，少阳为枢"，《素问·灵兰秘典论篇》曰"胆者，中正之官，决断出焉……三焦者，决渎之官，水道出焉……"，足少阳胆者是出阴入阳的枢纽，亦是三阳经初始之阳，手少阳三焦者主决渎而通调水道，三焦作为人体的"孤府"是元气、水液运行的通道[1]。足少阳胆经与手少阳三焦经在十二经脉流注顺序中相连，手少阳三焦经是人体水液运行的通道。少阳二经的枢纽功能正常，才可保证机体气机调畅，升降自如，三焦通利，津液得以正常输布排泄[2]。患者中年男性，因饮食不节、饥饱不调，致脾胃受损，湿热内蕴，肝胆湿热交蒸，疏泄不利，则胁痛。肝疏泄不利，胆汁分泌排泄失常，又加重湿热内蕴，胆汁瘀滞日久则易生砂石，砂石瘀滞或阻塞胆道而见胁痛。方中重用柴胡为君药，配臣药黄芩和解清热，以除少阳之邪；轻用大黄配枳实以内泻阳明热结，行气消痞，亦为臣药[3]。芍药柔肝缓急止痛，与大黄相配可治腹中实痛，与枳实相伍可以理气和血，以除心下满痛；半夏和胃降逆，可加茵陈以清热利湿，加金钱草、海金沙、郁金、鸡内金以化石。

〔1〕翟丽娜、王雷、韩俊泉等：《从少阳为枢论析治疗胰腺炎合并肾损伤疗效》，《中国城乡企业卫生》2021年第10期，第119-120页。

〔2〕党中勤、马利节、党志博等：《胰为奇恒之腑理论探析》，《中医临床研究》2020年第1期，第45-47页。

〔3〕张方辉：《大柴胡汤化裁合PTGD治愈老年化脓性胆囊炎1例》，《医学理论与实践》2018年第10期，第1500-1501页。

大柴胡汤方源自仲圣所著《伤寒论·辨太阳病脉证并治中》第103条，曰"太阳病……呕不止，心下急，郁郁微烦者，为未解也，与大柴胡汤，下之则愈"。本条指明"心下急"作为"症结"，是大柴胡汤与小柴胡汤区别所在，此乃中焦壅结，致使胃失和降、胃气上逆，所以，呕逆症状更加典型。而第136条言"伤寒十余日……但结胸，无大热者，此为水结在胸胁也。但头微汗出者，大陷胸汤主之"，此条论述大柴胡汤与大陷胸汤的鉴别，二者均具邪热结聚的证候，但热型症状不同，大柴胡汤证患者往来寒热，大陷胸汤证患者身无大热，前者属于少阳阳明合病，后者则归属于阳明病。第165条"伤寒发热，汗出不解，心中痞硬，呕吐而下利者，大柴胡汤主之"[1]，该条详细论证太阳伤寒由表入里，表里共病，结合四诊信息，少阳阳明诸症俱在，可予大柴胡汤。而《金匮要略·腹满寒疝宿食病脉证治》第12条"按之心下满痛者，此为实也，当下之，宜大柴胡汤"，该条提示大柴胡汤症结位居心下胃脘部位，而与承气汤之腹满硬痛，位置有所不同。大柴胡汤作为经典名方，外可解表证之邪，内可清里证之壅，和解、通下兼行，实为表里双解良剂。大柴胡汤是小承气汤合用小柴胡汤加减而成，该方柴胡和解为君药，配伍黄芩以助少阳疏利，解郁清热；芍药味甘性柔、缓急而止痛；生姜配半夏温中和胃、止呕降逆；大黄伍枳实破气消痞，清泻阳明热结；大枣甘缓和胃、调和药性。诸药合用，和解中之枢机兼攻泄阳明结热。全方共奏疏利少阳、泻下里实之功，确为双解内外之剂。

---

[1]张奎明、崔应麟、葛鸾蝶等：《崔应麟教授基于和解枢机应用大柴胡汤辨治心悸探析》，《辽宁中医杂志》2022年第10期，第39-42页。

第十五节 胰腺炎

胰腺炎是消化科常见病，分为急性胰腺炎（Acute pancreatitis，AP）和慢性胰腺炎（Chronic pancreatitis，CP）。CP是持续进展的慢性炎症，最终导致胰腺腺泡和胰岛细胞出现不可逆性损害，并逐渐被纤维组织所取代，致使胰腺内、外分泌功能显著障碍，严重影响患者的生活质量，长期并发症包括糖尿病和胰腺癌[1]。临床主要表现为反复发作性或持续性腹痛、腹胀、腹泻或脂肪泻、消化吸收不良、消瘦、腹部包块等。在国内，CP的发病率有逐年增长趋势。CP病因复杂，临床症状表现多样，且早期诊断有一定的困难。西医初期的治疗措施，包括纠正水电解质紊乱、支持治疗、防止局部及全身并发症：（1）饮食控制：发病后即应该禁食，当腹痛症状完全缓解，腹部压痛体征消失，肠鸣音恢复正常，可先进无脂流食，逐步恢复饮食。（2）胃肠减压：严重腹胀、麻痹性肠梗阻的患者可予胃肠减压治疗。（3）补液：积极的静脉液体补充对于纠正低血容量至关重要，包括补充血容量、保持水电解质和酸碱平衡；补液量依据基础需要量和流入组织间隙的液体决定，注意补充胶体液和补充微量元素、维生素。（4）镇痛：可予哌替啶，不推荐使用吗啡和胆碱能受体拮抗药，如654-2。（5）抗菌药物：非胆源性CP不推荐使用抗生素，对胆源性急性胰腺炎AP应常规使用抗生素；坏死性胰腺炎并发热、白细胞升高和（或）器官衰竭者，进行培养同时（包括CT引导

---

[1] 刘凤斌、胡玲、陈苏宁等：《消化系统常见病慢性胰腺炎中医诊疗指南（基层医生版）》，《中华中医药杂志》2019年第12期，第5785-5789页。

经皮胰腺抽吸）予以恰当的抗生素是合理的，如未发现感染源，则停用抗生素；抗生素使用原则：抗菌谱为革兰阴性和厌氧菌为主，脂溶性强，有效通过血-胰屏障。一线药：甲硝唑和喹诺酮类药。严重时，可予亚胺培南-西司他丁。（6）营养支持：CP可予全胃肠外营养。CP一旦明确患者数周内不能经口摄食，则应开始营养支持。可予肠内营养预防和治疗肠道衰竭：谷氨酰胺保护肠道黏膜、调节肠道菌群药物。（7）抑制胰液分泌：生长抑素或其长效类似物奥曲肽。（8）抑制胰酶药：加贝酯或抑肽酶，抑制蛋白酶作用。氟尿嘧啶一日 $0.1 \sim 0.5$ g 静脉滴注，抑制胰蛋白酶。（9）H2受体拮抗药和PPI抑制胃酸分泌间接抑制胰液分泌。（10）抗炎症因子药物：lexipafant，肿瘤坏死因子拮抗剂，适用于全身炎症反应明显者。（11）鼻胆管引流或内镜下括约肌切开术（EST）：对感染性胰腺坏死、胰腺脓肿，应手术治疗。CP病程迁延、反复发作，严重影响患者的生活质量，但随着鼻饲、灌肠、肠内滴注等多途径给药方法引入中医临床治疗，中医药参与治疗胰腺炎也越来越广泛[1]。中医药治疗能有效促进肠道功能的恢复，促进全身症状的改善，具有明显的治疗优势。在古籍中CP无专篇论述，属"腹痛""脾心痛""胃心痛""胰瘅""脾实""结胸"等范畴。中医药治疗CP有一定的优势，各位医家对CP病因病机的认识可谓百家争鸣，诊断治疗亦随之不同。

一、病因病机

CP在中医古典文献中没有专篇论述，与其有关的症状及辨治的描述散见于其他疾病的文献中，如肝脾郁热、脾心痛、胁痛、

〔1〕卓玉珍、张淑坤、张艳敏等：《小柴胡汤加减方对慢性胰腺炎大鼠胰腺外分泌功能的影响》，《天津中医药》2014年第5期，第292–295页。

腹痛、膈痛、痰凝血瘀等。以下两条经文描述了类似CP临证胃脘疼痛症状，《素问·六元正纪大论》描述"民病胃脘当心而痛，上支两胁，膈咽不通，饮食不下"，《灵枢·厥病》亦言"厥心痛，腹胀胸满，心尤痛甚，胃心痛也……痛如以锥针刺其心，心痛甚者，脾心痛也"。《三因极一病证方论》载："脾心痛者，如针锥刺其心腹，蕴蕴然气满"。CP病因病机的认识临床医家多有不同，包括饮食不节、肝气郁结、湿热蕴结、瘀血阻络、脾胃虚弱、肝肾阴亏，认为病位主要在脾[1]。

王德明教授认为，慢性胰腺炎CP病位在肝胆脾胃，主要在脾，病机为恣食肥甘、长期酗酒、损伤脾胃、脾胃虚弱、运化失职，或因忧思恼怒，肝气郁结，"木不疏止"；或湿热蕴结，痰凝成石，砂石阻滞胆管；或肝胆失疏，肝脾失调，导致气机郁滞，血脉不行[2]。胡珂等认为，本病多以嗜食厚腻，过量饮酒，造成脾胃受损，脾虚运化失职，肝木相乘；或因忧思太过，肝气内结；或因胆道内砂石阻滞为患，病机在于肝胆失于疏泄，肝脾不和，中焦气机郁结，气血瘀滞，脾失健运，湿热内生，化而成痰，痰瘀交阻。而湿热瘀结，气机不畅，或饮食积滞，导致腹痛等症发生[3]。曹志群教授认为，该病属本虚标实，脾虚与气滞血瘀、食积、湿热相互影响、转化，故疾病迁延难愈。脾虚则中焦

[1] 高丽娟、郑南、刘华生：《胰泰复方治疗脾虚型慢性胰腺炎的临床观察》，《中医药学报》2015年第2期，第122-124页。

[2] 陆敏、王德明、武科选：《王德明教授从脾分期论治慢性胰腺炎经验》，《中华中医药杂志》2011年第1期，第92-94页。

[3] 胡珂、齐明、黄寻知：《大陷胸汤治疗急性胰腺炎1例——附临床运用体会》，《江西中医药》2010年第12期，第41-42页。

气机失运而气滞，气为血之帅，气滞则血瘀；饮食积滞，脾胃转运不周，过食肥甘厚腻、饮酒过量或嗜食辛辣，易酿湿生痰，郁而化热，湿热交裹郁遏中焦，脾气不通则腹痛，肝胆疏泄不畅为胁痛黄疸，病久脾气虚弱，运化失司，则见泄泻[1]。

汪龙德主任医师强调，本病病位在中焦脾胃，与肝、胆、三焦等密切相关，以脾虚为本，以气滞、血瘀、湿热等病理产物为标，形成本虚标实之证。病因可分内、外两端，可由于外感邪气、饮食不节、嗜酒无度、胆道砂石、虫蛔扰动、情志不遂、痰湿体质等多重因素引发。病邪阻碍气机，使中焦不利，导致湿热郁结，初起以湿热为主要表现，后期可出现气滞，随着疾病发展可致血瘀内停，血瘀又能与湿热、气滞互相裹挟，进一步影响中焦气机，形成恶性循环，使疾病迁移难愈，最终波及他脏，病情危重。

二、辨证论治

汪龙德主任医师认为，其病因大致可归纳为胆道疾患、过量饮酒、暴饮暴食、情志失调等因素，其中胆腑疾患（包括胆石、创伤等）是最常见的原因。各种致病因素引起气机不畅，脾胃运化失司，痰湿内蕴，郁久化热，久则气滞血瘀，有形邪实阻滞中焦，从而导致腑气不通，不通则痛。轻症急性胰腺炎 AP 患者多病程较短、病情较轻，主要病机归纳为中焦湿热，气滞血瘀，从而导致腑气不通。治当清热化湿，利胆止痛。胰（腺）似脏非脏、似腑非腑，其内藏精汁，与五脏"藏精气"的功能特点相似，且与饮食水谷不直接接触，只是排泄"油汁"（胰液）入肠

---

[1] 曹志群、宋贵发：《胰源性消化不良中医理论发微与临床实践》，《安徽中医药大学学报》2014年第1期，第31-33页。

道以促进饮食物的消化和吸收，其功能似脏又似腑，故应归为奇恒之腑。汪龙德主任医师根据其易郁、易滞的病理特点，以"通"为治疗大法，治疗轻症急性胰腺炎 AP 应当遵循急则治标的原则，以通为顺。急性胰腺炎 AP 患者虽需胃肠减压，但轻症急性胰腺炎患者病情相对较轻，对于胃肠功能良好、疼痛不明显的患者则可采取内服的方法进行治疗，禁饮食者，可置空肠营养管，推注相关汤剂，其在改善急性胰腺炎患者腹痛、腹胀症状及炎性细胞因子方面具有明显优势，能够提高临床疗效，促进疾病康复。

1.脾胃虚弱证

临床表现：脘腹胀满或隐痛，劳累或食后加重，倦怠乏力，大便溏薄，食欲不振，纳谷不化，肠鸣辘辘，面色萎黄，消瘦，舌质淡胖或有齿痕，舌苔薄白或厚腻，脉缓或虚弱。治拟补气健脾、理气和胃，方选参苓白术散加减。慢性胰腺炎 CP 时会导致胰腺的内外分泌功能失常，胰腺外分泌功能障碍时，引起蛋白质吸收不良，则出现脂肪泻等症。中医认为，泄泻的主要病变部位为大肠、脾胃，与肝的关系密切[1]。唐荣川《血证论》言"木之性主疏泄，食气入胃，全赖肝木之气以疏泄之，而水谷乃化；设肝之清阳不升，则不能疏泄水谷，渗泻中满之证在所不免"，《四圣心源·劳伤解》明确提出"阳明之燥，不敌太阴之湿。乃其病也，胃阳衰而脾阴旺，十人之中，湿居八九而不止也"，可知若湿邪伤脾，运转无力，使清浊升降反作，而百病生。故中焦运化功能失常可能导致胰腺疾病的发生，临床以"培升降之用，拨转

[1] 党琳：《从"肝"新视角论治慢性胰腺炎》，《陕西中医药大学学报》2020年第5期，第49–53页。

运之机"为治疗原则，重在健运脾胃以和中焦，使阴阳相济，升降相协，中焦运化如常，以达"一气周流，土枢四象"。慢性胰腺炎迁延不愈，久病而脾虚湿盛。

2.肝胃不和证

临床表现：脘腹胀满或窜痛，一侧或双侧胁痛拒按，疼痛多与情志不畅相关，恼怒常使病情加重，嗳气、矢气后痛减，患者平素喜怒或抑郁，倦怠乏力，嗳气，纳呆，恶心呕吐，大便干或溏，舌暗苔薄，脉弦、细或兼涩、数。治拟疏肝理气、消导和中，方选柴胡疏肝散加减。李春颖等选用柴胡疏肝散治疗后，患者腹痛、黄疸、消化不良及脂肪泻等临床表现改善明显，脂肪酶、淀粉酶指标下降，血清对氧磷酶Ⅰ活性明显提高[1]。王建军等以活血通络、调和肝脾为法选用柴胡疏肝散，每日1剂，连续3月，可有效减轻慢性胰腺炎胀气、恶心、脂肪泻等症状，影像学检查（胰腺密度、胰管形态）较治疗前好转[2]。刘健等临床选用柴胡疏肝散可以有效缓解腹痛、胀气、脂肪泻等胰腺外分泌功能不全症状，尤其治疗中、重度患者优势明显；同时，柴胡舒肝散可显著降低血清胆囊收缩素水平，表明柴胡疏肝散在抑制血清胆囊收缩素分泌、调节外分泌功能方面有积极作用[3]。

〔1〕李春颖、张永华：《中西医结合治疗慢性胰腺炎疗效分析》，《现代医药卫生》2017年第15期，第2324-2325页。

〔2〕王建军、孙玫：《柴胡疏肝散治疗慢性胰腺炎40例》，《光明中医》2017年第10期，第1422-1424页。

〔3〕刘健、赵战朝、薛承锐：《柴胡舒肝散治疗慢性胰腺炎患者胰腺外分泌功能不全的临床观察》，《天津医科大学学报》2010年第2期，第252-254+266页。

3.脾胃虚寒证

临床表现：上腹隐隐作痛，喜温喜按，形寒肢冷，手足不温，气短懒言，胁下胀满，纳差，呕逆，面色晦暗少华，便溏或便秘，舌质淡有齿痕，苔薄白，脉沉细弱。治拟温运脾阳、健胃和中，方选黄芪建中汤加减。《灵枢·决气篇》言"上焦开发，宣五谷味，熏肤、充身、泽毛，若雾露之溉，是谓气"，"中焦受气取汁，变化而赤，是谓血"，说明气血为生命之根本。中医理论之气血篇论述了"血为气之母，气为血之帅"的生理特点，《素问·调经论篇》记载"血气不和，百病乃变化而生"，由此可知，气血是维持生命活动的物质基础，血液含量充盛则经脉充，气机运行通畅则脏腑和。《素问·阴阳应象大论》云"左右者，阴阳之道路也"，肝升于左而肺降于右，此即气血之周流循环。故行气血以泽脏腑，脏腑得养则相生相荣，百病不生[1]。慢性胰腺炎由反复发作的急性胰腺炎迁延而致，其病情反复，迁延难愈。中医认为"久病入络，久病必虚"，亦有"大凡经主气，络主血，久病血瘀"之说。因此，治疗慢性胰腺炎，应注意在调中焦、和气血、畅气机的同时，辅以活血化瘀通络的药物。

三、病案举隅

刘某某，男，46岁。

初诊：2020年7月3日（夏至），腹泻反复发作10月余。患者诉2年前因腹部剧烈疼痛就诊于陆军总院，行相关检查后确诊为急性坏死性胰腺炎，给予杜冷丁治疗后症状无缓解，呈昏迷状态，遂评估病情后行胰腺部分切除术。手术顺利，术后转入ICU

---

[1]姜盛楠、张红、支文冰等：《基于"一气周流"理论探讨慢性胰腺炎病机与治则》，《陕西中医》2022年第9期，第1260-1262页。

治疗，症状改善后转入八一医院进行疗养，经治疗症状明显缓解，于2019年10月15日出院，出院后规律口服促消化药（具体药物不详），腹痛等症再无复发，但腹泻频作，呈进行性加重。刻下见泻下如水样，日六七行，腹痛时作，伴肛门坠重感，纳眠可，舌淡，苔白厚腻，脉沉。西医诊断：1.腹泻型肠易激综合征；2.急性坏死性胰腺炎［术后］。

中医诊断：泄泻，证属脾胃虚弱，治以健脾益气、祛湿止泻，方以参苓白术散加味。处方如下：党参30 g，茯苓12 g，焦白术15 g，炒白扁豆20 g，炒山药15 g，砂仁12 g〈后下〉，炒薏苡仁30 g，炙甘草6 g，补骨脂15 g，白芷10 g，藿香12 g，佩兰15 g，石菖蒲12 g。共7剂，水煎服，一日1剂，一日3次，餐后1小时口服。二诊：2020年7月10日（小暑），大便次数减少，日四五行，仍腹痛、肛门坠重感，舌淡，苔白厚腻，脉沉。上方去焦白术，加苍术15 g、大血藤15 g。继服7剂，煎服方法同前。三诊：2020年7月17日（小暑），仍腹泻，日四五行，舌淡，苔白厚腻，脉沉。上方去炙甘草，加吴茱萸6 g、淫羊藿12 g、桂枝10 g、诃子6 g。继服7剂，煎服方法同前。四诊：2020年7月24日（大暑），大便次数减少，日三行，腹痛明显改善，坠重感消失，舌淡，苔略白腻。上方去砂仁，加石榴皮12 g、益智仁12 g。继服21剂，煎服方法同前。五诊：2020年7月31日（大暑），大便日二三行，质可，眠差，舌淡，苔略白腻，脉沉细。上方去茯苓、石榴皮，加炙黄芪30 g、柴胡12 g、升麻10 g、茯神12 g。继服21剂，煎服方法同前。1月后随访，大便日一二行，余无不适。

【按】《证治准绳·杂病》载"泄泻之证，水谷或化或不化，并无努责，惟觉困倦。若滞下则不然，或脓或血，或脓血相杂，或肠垢或无糟粕，或糟粕相杂。虽有痛不痛之异，然皆里急后重，逼迫恼人"，《症因脉治·泄泻论》曰"泄泻之症，或泻白，或泻黄，或泻清水，或泻水谷，不杂脓血……若带稠粘之积，则是痢疾，而非泄泻之症矣"，《灵兰要览》云"泄泻之病，水谷或化或不化，但大便泄水，并无努责后重者是也"，提出以大便中是否夹脓血、是否有里急后重感作为泄泻和痢疾鉴别要点。《症因脉治·内伤泄泻》曰"脾虚泻之因，脾气素虚，或大病后……或饮食不节，劳伤脾胃，皆成脾虚泄泻之症"。《金匮翼·泄泻诸证统论》云"湿泻，一名濡泄，其脉濡细，其症泄水，虚滑，肠鸣，身重，腹不痛。由脾胃有湿，则水谷不化，清浊不分。久雨潮溢，或运气湿土司令之时，多有此疾"，脾主运化，喜燥恶湿，然湿邪最易伤脾，若脾之运化功能正常，则水谷化生之气血精微，可由脾之转输以濡养全身，自无停湿留滞之患。本例患者大病体虚，脾胃虚弱，运化不及，致湿滞内停，清浊不分，混杂而下，遂成泄泻，故治疗以"正本清源"为则，以健脾益气、祛湿止泻为法，方用参苓白术散加味。

参苓白术散出自《太平惠民和剂局方》，为治疗脾虚湿盛证的代表方剂。吴昆《医方考·脾胃门》认为，"脾胃者，土也。土为万物之母，诸脏腑百骸受气于脾胃而后能强。若脾胃一亏，则众体皆无以受气，目见羸弱矣……然脾胃喜甘而恶苦，喜香而恶秽，喜燥而恶湿，喜利而恶滞。是方也，人参、扁豆、甘草，味之甘者也；白术、茯苓、山药、莲肉、薏苡仁，甘而微燥者也；砂仁辛香而燥，可以开胃醒脾；桔梗甘而微苦，甘则性缓，故为诸药之舟楫，苦则喜降，则能通天气于地道矣"。徐大椿

《医略六书》认为，"此健脾强胃之剂，为土虚不能胜湿吐泻之专方"。汪昂《医方集解·补养之剂》认为，该方能"补其虚，除其湿，行其滞，调其气"。现代药理研究证实，参苓白术散具有保护肠道屏障、提高机体免疫能力、增加肠管对水及氯化物的吸收、改善肠道微生态、增强胃肠动力、促进营养物质吸收等作用。方中焦白术尤擅健脾燥湿、导滞止泻；对药藿香、佩兰、石菖蒲与风药白芷相合，芳香醒脾，化湿止泻；久泻伤阳，故加补骨脂温肾暖脾以止泻。二诊腹泻稍有好转，恐焦白术辛燥之力较弱，故易苍术辛温燥湿。三诊加吴茱萸、淫羊藿、桂枝，与补骨脂相合，温火暖土止泻；国医大师张志远提出"施治肠炎、久滑要堵"之说，故常用诃子涩肠止泻、固涩谷道。四诊加石榴皮、益智仁温脾涩肠止泻，《世医得效方》记载"腹胀忽泻，日夜不止，诸药不效，此气脱也。用益智子仁二两，浓煎饮之，立愈"；现代药理研究表明，益智仁可通过其活性成分杨芽黄素影响水通道蛋白而表现出一定的止泻作用。五诊加炙黄芪增强健脾益气之功，且与升麻、柴胡相伍，升阳举陷；加茯神宁心安神。

第七章　循环系统疾病

高血压病

高血压病是心血管疾病中最常见的疾病，是导致冠心病、脑卒中等危重疾病的主要病因，是指在未使用降压药物的情况下，非同日 3 次测量血压，收缩压（SBP）≥140 mmHg 和/或舒张压（DBP）≥90 mmHg[1]。该病一般起病缓慢，患者早期多无明显症状，主要表现为头痛眩晕，伴随症状为胸闷心痛、烦躁易怒、失眠多梦、纳呆恶心、肢体胀麻等，具有明显的隐匿性。随着我国人口老龄化及人民生活水平的不断提高，高血压人群正逐年上升。最新研究显示，约有 32.5% 的成年人患有高血压病，且高血压病患病率的显著增长与年龄、肥胖和不健康的生活方式等因素

---

[1] 刘力生主编：《中国高血压防治指南（2018 年修订版）》，《心脑血管病防治》2019 年第 1 期，第 1–44 页。

相关[1]、[2]。长期高血压及其带来的靶器官受损和并发症，严重影响患者的身体健康，并伴随沉重经济负担。中医学将高血压列入"头痛""眩晕"的范畴，《黄帝内经》之《灵枢·胀论》提出了"脉胀"，对应于高血压病的"脉胀理论"[3]。

一、病因病机

高血压病病因多与情志、饮食、劳倦、体虚等因素相关。古代医家对于高血压病病机的认识多与风、火、痰、瘀、虚有关。风一般指肝风，肝为刚脏，体阴而用阳，若肝阴不足，阴不敛阳，肝阳化风，则致血压升高，强调"诸风掉眩，皆属于肝"，以肝风、肝阳为其主要病机。宋金元时期，刘完素倡导"火热论"，认为"火"是头眩的重要病机，《素问玄机原病式·五运主病》曰"所谓风气甚而头目眩运者，由风木旺，必是金衰不能制木，而木复生火，风火皆属阳，多为兼化，阳主乎动，两动相搏，则为之旋转"。朱丹溪主张"无痰不作眩"，由于高血压病患者喜食肥甘，故易伤脾，滋生湿邪，湿聚成痰，痰浊蒙窍，发为眩晕。李中梓《医宗必读》记载"瘀血停蓄，上冲作逆，亦作眩晕"，《仁斋直指方》言"瘀滞不行，皆能眩晕"，患者因脾失健

〔1〕Wang Z, Chen Z, Zhang L, et al, "Status of Hypertension in China: Results from the China Hypertension Survey, 2012—2015," *Circulation*, 2018, 137(22): 2344-2356.

〔2〕Li Y, Feng X, Zhang M, et al, "Clustering of cardiovascular behavioral risk factors and blood pressure among people diagnosed with hypertension: a nationally representative survey in China," *Scientific reports*, 2016, 6(1): 27627.

〔3〕王清海、陶军：《创新中医脉胀理论 推动高血压中西医结合防治》，《中华高血压杂志》2018年第26期，第123-125页。

运，气血生化乏源，阴虚血少，加之气不行血，血行不畅而成瘀血，且后期阴虚火旺煎熬阴血，日久发为瘀血内停证而发为眩晕。明代张介宾《景岳全书》曰："眩晕一证，虚者居其八九，而兼火兼痰者，不过十中一二耳"，主张"无虚不作眩"。

本病与肝、脾、肾三脏密切相关，尤其与肝最为密切，亦常累及心，从《黄帝内经》起，中医家就普遍认为眩晕本虚。《灵枢·大惑论》曰："故邪中于项，因逢其身之虚……入于脑则脑转，脑转则引目系急，目系急则目眩以转矣。"汪龙德主任医师指出，本病以肝肾阴阳失调为本，以痰、瘀、火、风、郁为标。上实为肝阳上亢，肝火、肝风上扰，痰浊壅盛，气血并走于上；下虚为肾阴亏损，水不涵木，而致肝阳偏盛。肝阳化风是其标，而肝肾阴虚是其本，虚者多为气血亏虚，肝肾不足，清窍失养；实者则以风、火、痰、瘀等诸邪为患。

二、辨证论治

本病在临床上以气虚血瘀证、肝阳上亢证、痰湿壅盛证等多见，治疗上多以益气活血化瘀、平肝潜阳、燥湿健脾祛痰等为主。汪龙德主任医师临证三十余年，对高血压病的诊治有着丰富的临床经验，在辨证论治的基础上提出重视湿热，指出眩晕为病，不论肝阳上亢、肝火上炎、痰湿壅盛、气虚血瘀皆可源于脾胃受损，脾运不健，而酿湿生热。湿热侵淫，可单独致病，亦可为风、火等无形之邪所依，相互搏结，导致疾病经久不愈，须兼顾治疗湿热，注重有形之邪的去除，从而改善患者的生活质量，减轻和逆转靶器官损害。

1.气虚血瘀证

本证方选补阳还五汤加减（黄芪30 g，党参30 g，当归15 g，丹参30 g，红花10 g，牛膝10 g，赤芍10 g，地龙6 g，川芎10 g，桃仁6 g，白术10 g，鸡血藤30 g，甘草6 g）。

方药分析：方中黄芪、当归合用气血双补，配以丹参活血祛瘀，使"补中有通"，行血而不破血；加党参、白术、甘草以补气健脾，使气血得以化生；气虚无力推动血行，血行瘀滞，故配以鸡血藤、牛膝、地龙以舒筋活血通络；赤芍凉血化瘀，川芎活血行气、祛风止痛，桃仁、红花活血化瘀，共同协同当归，使补中有通。

2.肝阳上亢证

本证方选天麻钩藤汤加减（石决明30 g〈先煎〉，代赭石30 g〈包煎〉，生白芍12 g，制香附10 g，生地黄12 g，天冬10 g，黄芩10 g，旋覆花10 g〈包煎〉，姜半夏9 g，天麻10 g，钩藤10 g〈后下〉，泽泻20 g，白术10 g，茯苓12 g）。

方药分析：方中天麻平肝熄风止痉；钩藤清热平肝、熄风定惊；天麻与钩藤共用，平肝熄风，能够减轻眩晕症状；石决明不仅能清热明目，还具有平肝潜阳的作用，治风阳上扰、头痛眩晕；黄芩清肝泻火；生白芍、地黄、天冬养阴柔肝以制肝阳；代赭石、旋覆花重镇降逆；香附疏肝解郁、理气宽中；半夏、茯苓、白术健脾燥湿化痰；泽泻利水渗湿泻热。诸药相合，共奏平肝潜阳、理气化痰之功，不仅可以调节脏腑中的"痰瘀"，还能恢复阴阳的平衡、逆行的气血，平肝潜阳、清火熄风，有效改善患者的眩晕等症状，减轻患者病情。

3.痰湿壅盛证

本证方选半夏白术天麻汤加减（半夏9 g，生白术30 g，天麻10 g，陈皮15 g，茯苓15 g，炙甘草6 g，川芎12 g，生黄芪20 g，丹参30 g，当归15 g，川牛膝15 g）。

方药分析：方中姜半夏燥湿化痰、降逆止呕，天麻平肝息风止眩，两药相合，为治疗风痰眩晕头痛之要药。茯苓、白术健脾化湿，陈皮理气化痰，气顺则痰消。生黄芪益气，川芎、丹参、当归活血，牛膝补益肝肾，逐瘀通经，引血下行。诸药相合，共奏健脾燥湿化痰、活血祛瘀之功。

三、病案举隅

〖病案1〗

冯某，男，71岁。

初诊：2020年5月16日（小暑），发作性头晕10年余，加重1天。患者自诉阵发性头晕不适，活动后加重，精神欠佳，纳眠可，二便调，舌质淡暗，舌体胖大，苔薄白，脉弦细。既往高血压病史10余年；西医诊断：高血压病2级。

中医诊断：眩晕，证属气虚血瘀，治以益气活血化瘀，方用补阳还五汤加减。处方如下：黄芪30 g，党参30 g，当归15 g，丹参30 g，红花10 g，牛膝10 g，赤芍10 g，地龙6 g，川芎10 g，桃仁6 g，白术10 g，鸡血藤30 g，甘草6 g。共7剂，水煎服，一日1剂，一日3次，餐后1小时口服。

【按】明代张景岳认为"无虚不作眩"，如《景岳全书》曰"眩晕一证，虚者居其八九，而兼火兼痰者不过十之一二耳"。患者因年迈体弱，正气损伤，脾失健运，气虚则清阳不展，血虚则脑失所养，不能上充于清窍，故发为眩晕。方中黄芪、当归合用气血双补，配以丹参活血祛瘀，使"补中有通"，行血而不破血，加党参、白术、甘草以补气健脾，使气血得以化生；气虚无力推动血行，血行瘀滞，故配以鸡血藤、牛膝、地龙以舒筋活血通络；赤芍、川芎、桃仁、红花协同当归以活血祛瘀。诸药合用，可益气活血、祛瘀通络。

汪龙德主任医师认为，脾胃为气血生化之源，在治标的同时，应注重根本上的治疗，如治肝不治脾，非其治也，因此在给予活血化瘀药物的同时，应给予少量补气健脾的药物，脾健则气血生化有源。现代药理研究证实，黄芪对于血压有双向调节的作用，同时降压用量应不小于30 g；当归、川芎、赤芍能抑制血小板聚集、黏附，增加纤维蛋白溶解；红花和地龙可扩张血管，改善微循环；桃仁能增加红细胞变性。以上药物合用，可恢复血流动力平衡，达到较好的降压效果。

〖病案2〗

王某，女，52岁。

初诊：2021年9月15日（白露），阵发性头晕10余年，加重10天。患者自诉10余年前出现头晕、胀痛，恶心呕吐，双手无名指及小指麻木，诊断为"高血压"，最高血压180/90 mmHg（1 mmHg=0.133 kPa），未系统监测及治疗。10天前因情绪激动后出现头晕，头痛，纳眠可，小便调，大便干，舌质红，苔黄腻，脉弦。西医诊断：高血压3级。

中医诊断：眩晕，证属肝阳上亢，治以平肝潜阳，方用天麻钩藤汤加减。处方如下：石决明30 g〈先煎〉，代赭石30 g〈包煎〉，生白芍12 g，制香附10 g，生地黄12 g，天冬10 g，黄芩10 g，旋覆花10 g〈包煎〉，姜半夏9 g，天麻10 g，钩藤10 g〈后下〉，泽泻20 g，白术10 g，茯苓12 g。共7剂，水煎服，一日1剂，一日3次，餐后1小时口服。服用7剂后，患者症状明显好转。

【按】病人平素性情急躁，肝气不疏，郁结于内，久而化火，耗损肝阴，阴不敛阳，升发太过，风阳上扰于头目而发为头晕、头痛；阳动化风可见肢体麻木；气机不畅，痰湿不化，故可见苔黄腻；四诊合参，辨证为肝阳上亢。方中天麻平肝熄风止痉；钩藤清热平肝、熄风定惊；天麻与钩藤共用，平肝熄风；石决明平肝潜阳，治风阳上扰、头痛眩晕；黄芩清肝泻火，生白芍、地黄、天冬养阴柔肝以制肝阳，代赭石、旋覆花重镇降逆，香附疏肝解郁、理气宽中，半夏、茯苓、白术健脾燥湿化痰，泽泻利水渗湿泻热，诸药相合，共奏平肝潜阳、理气化痰之功。本组方药不仅是辨证施治，而且现代药理研究已经证实许多中药本身就具有降压作用。例如，天麻具有降低外周血管、脑血管、冠脉血管阻力的作用；钩藤具有中枢性的镇静和降压作用，可引起外周血管扩张，阻力下降；白芍具有扩张外周血管和冠状动脉、改善微循环、降低血液黏稠度的作用。

〖病案3〗

王某某，男，78岁。

初诊：2020年8月16日（立秋），头晕间断发作10年，加重1月。患者自诉10年来头晕间断发作，间断服用中西药，既往最高血压180/110 mmHg，平素控制在110～130 mmHg/70～80 mmHg。近1个月头晕较前加重，偶有头痛，时有心慌乏力，咳嗽咳痰，饮水呛咳，恶心呕吐，口淡无味，纳眠差，大便可，小便频数，舌体胖大，舌淡暗，苔白腻，脉弦滑。西医诊断：高血压3级。

中医诊断：眩晕，证属痰湿中阻，治以健脾燥湿化痰，方用半夏白术天麻汤加减。处方如下：姜半夏9 g，生白术30 g，天麻10 g，陈皮15 g，茯苓15 g，炙甘草6 g，川芎12 g，生黄芪20 g，丹参30 g，当归15 g，川牛膝15 g，怀牛膝15 g，全瓜蒌30 g。共7剂，水煎服，一日1剂，一日3次，餐后1小时口服。二诊：

2020年8月24日（处暑），服用7剂后，病人咳嗽咳痰较前好转，仍时有头晕乏力，便稀。上方去全瓜蒌，继服7剂后，诸症消失。

【按】元代医家朱丹溪《丹溪心法》提出了"无痰不作眩"理论，认为头眩挟气并火，治痰为主，挟补气药及降火药。无痰则不作眩，痰因火动，又有痰湿者。也就是说，头眩症的发生是肝气上亢化为肝火，火灼津液成痰。再可因脾胃运化失常，食宿在脾胃，未能化生成精微而生痰浊，而肺、气管咯出的痰为有形之痰，在此处引起眩晕的痰称为"无形之痰"。病人年逾七旬，脾胃功能虚弱，运化水湿无力，聚而成痰，痰湿引动肝风，风痰上扰，故而头晕。痰湿阻于上焦，故咳嗽咳痰；阻于中焦，故恶心呕吐；口淡，舌苔白腻，脉弦滑，亦为痰湿内阻之征。气为血之帅，气虚推动血运无力则血瘀，故病人时有心慌乏力，舌质暗。半夏白术天麻汤出自清代医家程钟龄《医学心悟》卷四，专为风痰眩晕证而设，《脾胃论》云"足太阴痰厥头痛，非半夏不能疗；眼黑头旋，风虚内作，非天麻不能除"。方中半夏燥湿化痰、降逆止呕，天麻平肝息风止眩，两药相合，为治疗风痰眩晕头痛之要药。茯苓健脾渗湿，白术健脾燥湿，两药相协，消已生之痰，杜生痰之源。陈皮理气化痰，全瓜蒌宽胸涤痰，中焦健运，气顺则痰消。生黄芪益气，川芎、丹参、当归活血，牛膝补益肝肾，逐瘀通经，引血下行。诸药相合，共奏健脾燥湿化痰、活血祛瘀之功。二诊病人便稀，考虑病人年事已高，全瓜蒌润燥滑肠之力过甚，故祛之不用。

汪龙德主任医师认为，在老年患者中，部分患者可兼有气虚血瘀表现，因此以半夏白术天麻汤为基础，在综合辨证的基础上，加用益气补虚、活血化瘀之品，往往能取得满意疗效。

第八章　呼吸系统疾病

第一节　急性上呼吸道感染

急性上呼吸道感染（Acute upper respiratory infections，AURI），简称上感，是一种在秋冬、冬春季节交替以及气温变化比较明显的时候高发的一种疾病，多由病毒和细菌感染引起，病毒感染占多数[1]。由于自然界中的病毒种类极为繁多，且不断发生着各种变异，目前在临床上没有可以治疗该病的特异性药物，其防治的方法大多为预防和对症治疗。本病易出现并发症，常累及邻近器官如喉、气管、支气管、肺、口腔、鼻窦、中耳、眼以及颈部淋巴结等，或鼻咽部症状好转或消失而其并发症迁延加重，出现发热、咳嗽、喷嚏、鼻塞、流涕等症状表现。中医学依据其发病特点以及发病后的相应临床症状，将其归纳于"伤寒""伤风""感冒"等范畴。

一、病因病机

急性上呼吸道感染属于外感病范畴，外感病病因主要是指感

---

〔1〕宋青坡、熊秀峰、黑卫可：《半边莲口服液治疗急性上呼吸道感染75例》，《中医研究》2015年第7期，第22–24页。

受六淫邪气和疫病之气。六淫邪气是由自然界六气变化失常而来，《素问·至真要大论》云"夫百病之生也，皆生于风寒暑湿燥火，以之化之变也"。祖国医学认为，引发急性上呼吸道感染的主要外感因素为六淫邪气[1]。风乃六淫之首，邪气大多都以风邪为主，随风而动，且于四时之中皆可致病，可见六淫外邪皆可伤人而发病，但以风邪为主。《灵枢·百病始生》曰："风雨寒热，不得虚，邪不能独伤人。卒然逢疾风暴雨而不病者，盖无虚，故邪不能独伤人，此必因虚邪之风，与其身形，两虚相得，乃客其形"，说明素体虚弱，起居不调，劳累过度，可导致腠理疏松，卫气不固，人体正气不足，肺卫功能失衡，为本病发病之本，邪气侵入为标，两虚相得以致发病，《素问·刺法论》言"正气存内，邪不可干"，《素问·评热病论》曰"邪之所凑，其气必虚"，卫表不和，肺气失宣，邪犯肺卫是本病发病的基本病机[2]。《杂病源流犀烛·感冒源流》曰"风邪袭人，不论何处感受，必内归于肺"，风性轻扬，故"伤于风者，上先受之"，头面属人体之上，肺为脏腑之华盖，故本病以头面及肺系证多见[3]。

二、辨证论治

本病在临床上以风寒犯肺、风热袭肺等证多见，治疗上多以

[1] 付恒财：《基于真实世界客观研究牛黄利咽丸治疗急性上呼吸道感染（风热证）的临床疗效及对CRP的影响》，硕士学位论文，黑龙江中医药大学，2022年。

[2] 王晓：《小儿急性上呼吸道感染的现代文献研究》，硕士学位论文，山东中医药大学，2009年。

[3] 刘云涛：《急性上呼吸道感染卫、气分证证候规范化研究》，硕士学位论文，广州中医药大学，2007年。

疏风散寒、辛凉透表等为主。汪龙德主任医师认为，正虚感邪、热毒瘀滞是急性上呼吸道感染的主要病因病机。年老体弱，疲倦过度，起居不慎，寒温失调，机体正气受损，卫外防御功能失调，外邪趁机侵袭机体则发病。肺为娇脏，六淫邪气自皮毛而入，可内合于肺，邪从口鼻上受犯肺，又可病及表卫，正如《素问·咳论》所云："皮毛者肺之合也，皮毛先受邪气，邪气以从其合也"。若病情迁延不愈，以致肺气亏虚，肺与脾为母子之脏，肺气亏虚，子病及母影响到脾，脾肺气虚则见倦怠无力、气短懒言等气虚之征，故前期应以祛邪为主，后期须益气补肺。

1.寒邪犯肺证

本证方选苍耳子散加减（辛夷 6 g〈包煎〉，苍耳子 10 g，荆芥 12 g，防风 10 g，射干 10 g，浙贝母 10 g，白芷 10 g，藿香 12 g，羌活 10 g，佩兰 15 g，石菖蒲 15 g，姜半夏 12 g，鸡内金 15 g，山楂 15 g，麦芽 15 g，木蝴蝶 10 g）。

方药分析：方中苍耳子宣通鼻窍、散风止痛，辛夷散风通窍，荆芥解表散风、止咳利咽，与防风、羌活同用，加强疏散风寒之力。脾为生痰之源，肺为贮痰之器，故用射干、浙贝母、佩兰、石菖蒲以消痰利咽，醒脾开胃。风寒上受，肺气不宣，故以木蝴蝶清肺利咽，疏肝和胃。白芷祛风宣肺，与诸药合用，具有散风邪、通鼻窍之功。配以姜半夏以健脾和胃，散逆止呕。鸡内金、山楂、麦芽消食和中，健脾助运。因脾胃为生痰之源，脾胃虚弱，运化功能失调，气血生化不足，故以苍耳子散治疗急性上呼吸道感染引起的咳嗽、鼻塞等症时，配以健脾和胃之品，使脾气健运则水液正常输化，痰湿得去。

2.风热袭肺证

方选银翘散加减（金银花15 g，连翘12 g，栀子12 g，荆芥12 g，防风10 g，藿香12 g，佩兰15 g，白芷10 g，姜半夏12 g，羌活10 g，杏仁10 g〈后下〉，浙贝母10 g，紫菀10 g，款冬花10 g，瓜蒌12 g，甘草6 g）。

方药分析：方中金银花和连翘均具有清热解毒、宣散透邪的功效，常治风热表证或温病初起，两者相须而用，增强清热解毒，轻宣疏散以清热透邪。现代研究表明，金银花含有环烯醚萜苷和绿原酸等活性成分，具有抗菌、消炎抗病毒等作用[1]；连翘中的连翘酯苷A具有很强的抗菌及抗病毒活性[2]；栀子苦寒，具有泻火除烦、清热利湿的功效，荆芥辛温，但其温而不燥，性较平和，与金银花、连翘配伍使用，以疏散风热、加强清热之功。防风、羌活、白芷配伍使用以祛风止痛；藿香、佩兰、姜半夏醒脾开胃；杏仁、紫菀、款冬花、甘草配伍以润肺止咳化痰；浙贝母苦寒之性较重，与瓜蒌合用，清热化痰。

三、病案举隅

〖病案1〗

李某，男，43岁。

初诊：2020年10月13日（寒露），感受风寒纳呆半月余。患者自诉伴有恶寒、鼻塞、咽痒等症状，纳可，寐可，二便调，曾患有鼻炎病史。西医诊断：急性上呼吸道感染。

〔1〕关秀锋、王锐、李晓龙：《金银花的化学成分与药理作用研究新进展》，《化学工程师》2020年第4期，第59-62页。

〔2〕张平平：《连翘提取物（单体及单体最佳配比）对脓毒症大鼠的疗效评价》，硕士学位论文，天津医科大学，2014年。

中医诊断：感冒，证属寒邪犯肺证，治以疏风散寒、宣肺利咽，方用苍耳子散加味。处方如下：辛夷6g〈包煎〉，苍耳子10g，荆芥12g，防风10g，射干10g，浙贝母10g，白芷10g，藿香12g，羌活10g，佩兰15g，石菖蒲15g，姜半夏12g，鸡内金15g，山楂15g，麦芽15g，木蝴蝶10g。共7剂，水煎服，一日1剂，一日3次，餐后1小时口服。

【按】风寒侵袭肺卫，肺气失宣，卫阳被郁而出现恶寒、咽痒等症。肺为娇脏，肺的气化功能紊乱，以致寒邪入侵，易于凝塞鼻窍，迁延不愈；肺开窍于鼻，鼻为肺之门户，外邪束肺，肺气失宣，故鼻塞。苍耳子散出自宋代严用和《重订严氏济生方》，由苍耳子、辛夷、白芷、薄荷等组成。方中苍耳子被誉为"鼻炎圣药"，能使清阳之气上行头目，驱风除湿；白芷走阳明经，直达鼻部，能通鼻窍，有驱风、散结止痛之功；辛夷花入肺经，其性升散，可载药上行头面，直达病所。方中荆芥解表散风、止咳利咽，与防风、羌活同用，加强疏散风寒之力；射干、浙贝母、藿香、佩兰、石菖蒲以消痰利咽，醒脾开胃；风寒上受，肺气不宣，故以木蝴蝶清肺利咽，疏肝和胃；姜半夏健脾和胃，散逆气而止呕；鸡内金、山楂、麦芽健脾助运，脾气得复则水液正常输化，痰湿得去。

〔病案2〕

寇某某，女，52岁。

初诊：2021年12月14日（大雪），主诉头痛，伴咳痰不爽半月余。患者诉头痛，伴有咳嗽咳痰、头痛、寒热往来，纳可，寐可，二便调。西医诊断：急性上呼吸道感染。

中医诊断：感冒，证属风热袭肺证，治以辛凉透表、疏风散热，方用银翘散加味。处方如下：金银花15 g，连翘12 g，栀子12 g，荆芥12 g，防风10 g，藿香12 g，佩兰15 g，白芷10 g，姜半夏12 g，羌活10 g，杏仁10 g，浙贝母10 g，紫菀10 g，款冬花10 g，瓜蒌12 g，甘草6 g。共7剂，水煎服，一日1剂，一日3次，餐后1小时口服。

【按】感冒是由于六淫、时行之邪侵袭，致使肺卫肌表不和，肺失宣肃发病。外邪通过口、鼻、皮毛侵袭人体后，先犯肺卫，《温热论·温病大纲》言"温邪上受，首先犯肺"。银翘散出自吴鞠通《温病条辨·上焦篇》，其曰："本方谨遵《内经》'风淫于内，治以辛凉，佐以苦甘；热淫于内，治以咸寒，佐以甘苦'之训"，具有疏散风热、清热解毒的功效，清疏并用，为"辛凉平剂"。寒热往来是一种恶寒与发热交替的热型，自热而不知寒，自寒而不知热，宋代朱肱《类证活人书》曰"往来寒热者，阴阳相胜也。阳不足则先寒后热，阴不足则先热后寒"。恶寒时不发热，发热时不恶寒，属伤寒少阳病之特有热型，属邪正相争，是人体正气与病邪相搏的结果。方中金银花、连翘芳香透达，既能疏散风热，辟秽化浊，又可清热解毒；邪气入里化热灼津为痰，或热邪入里，与宿痰相合，邪热炼津为痰，遂见咳痰不爽，故用藿香、佩兰、姜半夏醒脾和胃、降逆祛痰；羌活、防风、白芷以疏风止痛；荆芥辛温而不燥烈，与大量辛凉药配伍，既有利于解表透邪，又不化燥助热，为"制性存用"之法；杏仁、紫菀、款冬花、甘草宣肺利咽，化痰止咳；浙贝母与瓜蒌合用，增强了清热化痰之力。诸药合用，共奏辛凉透表、清热解毒之功，为治疗感冒之风热袭肺证要方，疗效显著。熊继柏教授亦认为，对于上呼吸道感染症状明显，周身不适，尤其是头痛比较明显的风热感冒，用银翘散效果显著[1]。

第二节　肺恶性肿瘤

凡是发生在肺部和支气管部位的恶性肿瘤都可称为肺恶性肿瘤（Lung neoplasm，LN）。根据组织病理学特点不同，肺癌可分为非小细胞癌和小细胞癌。在全球范围内，肺癌的发病率和死亡率都极高，且呈上升趋势。肺恶性肿瘤的患者常表现为咳嗽、咳痰甚至咯血，发热，乏力、消瘦，同时还可出现一些转移病灶部位的临床表现，如转移到胸膜上可出现胸痛症状，转移到肝脏等腹腔脏器可出现厌食、乏力等症。祖国医学中肺恶性肿瘤属中医"肺岩""肺积""息贲""胸痛"等范畴[2]，《素问·奇病论》曰"病胁下满气逆……病名曰息积"，《难经·五十四难》载"肺之积，名曰息贲，在右胁下，覆大如杯，久不已，令人洒淅寒热，喘咳，发肺壅"。

一、病因病机

本病发病的原因不外乎正气内虚、七情所伤、饮食不节、毒邪蕴肺等方面，正气不足，外邪乘虚而入，停聚于体内，损害脏腑功能，引起气机不畅，终致痰瘀互结，发为本病。《活法机要》曰"壮人无积，虚人则有之"，《灵枢·刺节真邪》认为"虚邪之入于身"，并"久留而内著"，则发为"瘤"，由此可见，正虚是

---

〔1〕龙玲、李点、姚欣艳：《熊继柏教授辨治感冒经验》，《中华中医药杂志》2014年2第7期，第2253-2255页。

〔2〕陈滨海、张雅丽、李晓娟：《基于痰毒病机的晚期非小细胞肺癌证型分布规律研究》，《中华中医药杂志》2020年第4期，第1976-1979页。

形成肿瘤的根本原因。五志过极，易使脏腑功能失调，气机逆乱，血行不畅，可引发多种疾病。"脾为生痰之源"，脾胃功能失调，则易产生痰湿，使水湿蕴积于体内不化而凝聚成痰，积结成块发于肺部而成肺恶性肿瘤。肺为"华盖"，开窍于鼻，正虚毒邪入侵，首当犯肺，致肺失宣降，气机不畅，烟毒久蕴于肺，灼伤肺津，炼液成痰，阻塞气道，最终痰湿瘀毒互结成块，发为肺恶性肿瘤。

祖国医学认为，正虚邪实是肺恶性肿瘤的基本病机，痰瘀毒结为肺恶性肿瘤的关键病理因素。气血不和，百病皆生，如《圣济总录》所言"气血流行不失其常……郁结壅塞，则乘虚投隙，瘤所以生"。《医碥·积聚》认为"积"是由于或"血"、或"痰""积滞成块"而成，痰瘀互结，相互作用。朱震亨认为，痰与瘀密切相关，"在中为痰饮，在右为食积，在左为死血"，并且认为"痰挟瘀血，遂成窠囊"。可见，气、血、痰、瘀之间相互作用、相互影响，促进肿瘤的形成与转移的发生。

二、辨证论治

本病在临床上以中气下陷证多见，治疗上多以补中益气、升阳举陷为主。脾主运化升清，胃主受纳腐熟，共为气血生化之源；脾为阴土，胃为阳土，同居中州，为气机升降之枢纽。《灵枢·平人绝谷篇》曰："胃满则肠虚，肠满则胃虚，更虚更满，故气得上下，五脏安定，血脉和利，精神乃居。"脾喜燥恶湿，其阳易伤，伤于脾者病易从寒化；胃喜润恶燥，其阴易损，损于胃肠者病易从热化。汪龙德主任医师临证中非常注重固护胃气、调和气机，实为因病施治、预防为先之策，常用健脾和胃、理气调中之品，以减轻症状，帮助患者恢复食欲。

中气下陷证

本证选用补中益气汤加减（黄芪60 g，党参50 g，炒白术12 g，陈皮12 g，升麻10 g，柴胡12 g，姜半夏12 g，茯神15 g，藿香12 g，佩兰15 g，石菖蒲15 g，鸡内金15 g，山楂15 g，麦芽15 g，木香12 g，砂仁6 g，丹参10 g，甘草6 g）。

方药分析：方中以黄芪补益中土，升阳固表，温养脾胃，凡中气不振、脾土虚弱、清气下陷者最宜；党参、白术、甘草三者甘温益气、补益脾胃；陈皮调理气机、补血和营；柴胡、升麻配伍使用，升麻可引阳明清气上升，柴胡可引少阳清气上行。综合全方，一则补气健脾，使后天生化有源，脾胃气虚诸证自可痊愈；二则升提中气，恢复中焦升降之功能，使下脱、下垂之症自复常态。方中重用黄芪、党参以健脾益气、升阳举陷；藿香、佩兰、石菖蒲芳香化湿，与姜半夏相合，使湿去脾自运；鸡内金、山楂、麦芽消食和胃；气机不畅，恐瘀血内生，故加木香、丹参行气活血；伍以茯神健脾渗湿、宁心安神。与砂仁合用，使清气得升，浊阴得降，中焦气机和畅，则痞满自除。

三、病案举隅

柏某，女，51岁。

初诊：2020年12月15（大雪），胃脘部坠胀不适1月余。患者自诉伴有胃脘部坠胀不适，喜温喜按，伴恶心，口中黏腻，气短乏力，纳呆食少，语声低微，入睡困难，多梦易醒，大便干结，舌淡红，苔白腻，脉沉弱。患者于2月前体检时诊断为肺恶性肿瘤，评估病情后行肺大部切除术。手术顺利，术后进行化疗。西医诊断：肺恶性肿瘤［术后］。

中医诊断：肺岩，证属中气下陷证，治以补中益气、升阳举陷，方用补中益气汤加味。处方如下：黄芪60 g，党参50 g，炒白术12 g，陈皮12 g，升麻10 g，柴胡12 g，姜半夏12 g，茯神15 g，藿香12 g，佩兰15 g，石菖蒲15 g，鸡内金15 g，山楂15 g，麦芽15 g，木香12 g，砂仁6 g〈后下〉，丹参10 g，甘草6 g。共7剂，水煎服，一日1剂，一日3次，餐后1小时口服。二诊：2020年12月22日（冬至），胃脘部坠胀减轻，气短乏力较前改善，纳眠可，仍觉恶心，大便干结，舌淡红，苔白腻，脉沉弱。上方加旋覆花15 g〈包煎〉、代赭石15 g〈包煎〉、瓜蒌15 g、火麻仁30 g，炒白术改为生白术15 g。继服7剂，煎服方法同前。三诊：2020年12月29日（冬至），自诉胃脘部坠胀减轻，无恶心，大便正常，舌淡红，苔薄白，脉沉。上方去藿香、佩兰、石菖蒲、茯神、丹参、甘草，加葛根12 g、茯苓12 g。继服7剂。

【按】《医方集解·附子泻心汤》曰"脾不能行气于四脏，结而不散则为痞"，认为气机失调与痞满密切相关。《四圣心源卷四·劳伤解篇》云："脾为己土，以太阴而主升；胃为戊土，以阳明而主降。升降之权，则在阴阳之交，是谓中气"[1]。黄元御曰："平人下温而上清者，以中气之善运也"，"中气衰则升降窒"，认为中气轮转失常，使脏腑之气欲上者不得上，欲下者不得下，欲出者不得出，欲入者不得入，壅滞于一处，故而作痞。本例患者术后体虚，中气不足，气机升降失司，结于中焦而发为痞满，治疗当以补中益气、升阳举陷，方用补中益气汤加味。补中益气汤首见于《内外伤辨惑论·卷中·饮食劳倦论》，是李东垣根据《黄帝内经·素问》中"损者益之""劳者温之"之法而

〔1〕清·黄元御著：《菩提医灯主校·四圣心源》，中国医药科技出版社，2016，第41页。

创制的。原方为黄芪一钱，炙甘草五分，人参、升麻、柴胡、橘皮、当归身、白术以上各三分，上件哎咀，都作一服，水二盏，煎至一盏，去渣，早饭后温服[1]。方中以黄芪补益中土，升阳固表，温养脾胃，凡中气不振、脾土虚弱、清气下陷者最宜；党参、白术、甘草三者甘温益气，补益脾胃；陈皮调理气机、补血和营；柴胡、升麻配伍使用，升麻可引阳明清气上升，柴胡可引少阳清气上行。综合全方，一则补气健脾，使后天生化有源，脾胃气虚诸证自可痊愈；二则升提中气，恢复中焦升降之功能，使下脱、下垂之症自复常态。方中重用黄芪、党参以健脾益气、升阳举陷；藿香、佩兰、石菖蒲芳香化湿，与姜半夏相合，使湿去脾自运；鸡内金、山楂、麦芽消食和胃；气机不畅，恐瘀血内生，故加木香、丹参行气活血；伍以茯神健脾渗湿、宁心安神。与砂仁合用，使清气得升，浊阴得降，中焦气机和畅，则痞满自除，正如《圆运动的古中医学》中所言"中气如轴，四维如轮；轴运轮行，轮运轴灵"。二诊患者仍觉恶心，故加旋覆花、代赭石和胃降逆；大便干结，故加瓜蒌、火麻仁润肠通便。三诊症状明显减轻，调方继服，巩固疗效。

---

[1] 潘琳琳：《薛己运用补中益气汤的医案研究》，硕士学位论文，山东中医药大学，2018年。

第九章　血液系统疾病

贫　血

贫血（Anemia）系指单位容积血液所含的血红蛋白或红细胞数低于正常，是一种常见的血液系统疾病，而女性、孩童、孕妇及年长者较易罹患本病。现代医学主要将其分为缺铁性贫血、失血性贫血、溶血性贫血和再生障碍性贫血等。

祖国医学统称为"血虚"，将其归属于"黄胖病""虚劳""血证""血枯"等范畴，属于一种慢性虚损性病证，与脾胃密切相关。《素问·通评虚实论》关于"虚""损""劳"的论述，即有"邪气盛则实，精气夺则虚"，奠定后世以"正气不足者为虚"之虚证提纲。《灵枢·决气》云"血脱者，色白，夭然不泽；脉脱者，其脉空虚。此其候也"，《素问·腹中论》曰"四肢清，目眩，时时前后血……病名血枯。此得之年少时、有所大脱血"，对贫血的病因及症状作了客观而生动的描述。至张仲景将"虚劳"作为病名与血痹合而成篇，察脉辨证，并根据病因病机确立了治法方药。

一、病因病机

血虚证是指血液亏虚，不能濡养脏腑、经络、组织，以面、睑、唇、舌色淡白、脉细为主要临床表现，属于中医气血津液辨证的范畴。病因为外感六淫（风、湿、热邪）、内伤七情（忧、思、恐）、劳倦过度、瘀血致虚、出血、年迈体衰所致。血虚证是由于血液化生不足，如气虚不能生血，或脏腑功能减退，如脾失健运，胃气虚弱，不能运化水谷精气，难以化生成血液；或来源不足，血液生化无源。《医门法律·虚劳论》云"盖饮食多自能生血，饮食少则血不能生"，《灵枢·营卫生会》云"老者之气血衰，其肌肉枯，气道涩，五脏之气相搏，其营气衰少而卫气内伐"，说明了脾胃为后天之本，气血生化之源，年老脾胃脏腑功能减退，影响气血的化生。《证治汇补·眩晕》曰"凡吐衄崩漏、产后亡阴，肝家不能收摄荣气，使诸血失道妄行。此眩晕生于血虚也"，指出失血过多过快，新生之血来不及补充是血虚证的重要病因。清代吴澄《不居集》曰"百病皆能变虚损，非初期之时即变也。多因病后失调……缠绵日久，有以致之耳"，指出久病不愈，慢性消耗，或劳神太过，暗耗心血也会导致血虚证。

中医学认为，血的生成过程与五脏功能活动密切相关，尤以脾胃为主。清代叶天士《景岳全书发挥》云"中焦者，胃也。水谷之精气，化而为血，胃中水谷即有形之物，变化而为血，若胃中但有气而无水谷，将何以化血乎？水谷即阴也"，胃主受纳腐熟水谷，脾主运化水谷精微，两者共同完成饮食的消化吸收以及精微物质的输布，从而滋养全身；血的生成离不开胃受纳饮食水谷和脾的运化吸收功能，胃受纳饮食的能力大小和血生成的多少密切相关。

二、辨证论治

汪龙德主任医师认为，脾居中焦，是气血生化之源，为人体后天之本，有运化水谷产生精微之功效，脾与机体的营养供给和免疫等多种功能密不可分。中医学理论中，脾主运化，为气血生化之源，可将饮食水谷化为精微，并转输到全身，维持机体的正常生理功能和发育，作为其他功能的基础，吸收食物水谷中的营养物质，为气血化生提供物质保障；脾主统血，统摄血液在经脉中流行而不溢出。脾虚气血生化无源，出现气血不足而乏力头晕等贫血证候；脾虚统血无权，阴火内生而血中伏火，燔灼于内，伤及血脉，血溢脉外而引起出血继而发生血虚证；脾虚邪毒乘虚侵入，正邪相争而发热神昏。肾为先天之本，肾精的充盈需要后天之本的供养，脾气充足，水谷精微得以运化，肾精得以濡养，血液得以化生。肾为先天之本，内寓真阴真阳，主骨生髓，肾阴虚肾精亏虚不足，肾阳虚无法刺激骨髓造血，阴虚内热更易损耗阴津，导致骨髓造血功能失调及减退。因此，贫血的发生与脾、肾两脏关系密切。脾肾为五脏六腑、气血阴阳化生滋养之源，脾肾的强弱决定了正气的盛衰，脾肾强健则骨髓充盈，治疗中应当注重健脾补肾。本病在临床上以气血两虚、脾胃虚弱、脾肾两虚等证型多见。治疗上多以补气生血、补中养胃、补脾益肾等为主。

1.气血两虚证

本证方选当归补血汤加减（黄芪60 g，当归10 g，太子参15 g，西洋参15 g〈另煎〉，牡蛎30 g〈先煎〉，泽兰12 g，柴胡12 g，姜半夏10 g，赤芍12 g，丹参12 g，醋乳香10 g，小茴香15 g，苏梗12 g，威灵仙15 g，旋覆花12 g〈包煎〉，代赭石15 g〈包煎〉，厚朴 12 g，牛膝 12 g，苍术 15 g，仙鹤草 20 g，陈皮 12 g，龙血竭 3 g〈冲服〉，甘草 10 g〉。

　　方药分析：当归补血汤出自元代李东垣《内外伤辨惑论》，由黄芪（炙）和当归（酒洗）按 5∶1 比例构成，其中黄芪大补脾肺之气，滋养气血生化之源，当归养血和营，二者合用，气血双补，是中医补气生血的经典方剂。方中重用黄芪，其用量五倍于当归，用意有二：一是滋阴补血固里不及，阳气外亡，故重用黄芪补气而专固肌表；二是有形之血生于无形之气，故用黄芪大补脾肺之气，以资化源，使气旺血生。配以少量当归养血和营，则浮阳秘敛，阳生阴长，气旺血生，虚热自退。当归有补血活血之功效，被称为"补血之圣药""血中之圣药"。素有"十方九归"之称的当归是中医经典补血用药，其富含当归多糖、氨基酸、有机酸和黄酮等多种有机物成分，其主要是通过刺激机体释放造血生长因子，达到促进造血细胞增殖分化的目的[1]。黄芪作为补气要药，富含多糖、黄酮、皂苷类等化学成分，具有"扶正祛邪、减毒增效"的疗效。当归补血汤重用甘温以补气、阳生阴长以补血，对造血系统的调控是通过多组分、多环节、多靶点协同发挥作用，多糖组分促进造血的机制可能与改善造血微环境，调节细胞因子有关[2]。

---

〔1〕许卓：《当归多糖联合黄芪多糖对骨髓抑制小鼠骨髓造血干细胞 RAS-MAPK 信号系统影响的实验研究》，博士学位论文，辽宁中医药大学，2020 年。

〔2〕陈威、徐希科、吕燕慧：《当归补血汤化学成分及其促造血功能研究进展》，《海军军医大学学报》2023 年第 5 期，第 609–615 页。

2.脾胃虚弱证

本证方选香砂六君子汤加减（木香10 g，砂仁10 g〈后下〉，陈皮12 g，姜半夏12 g，茯苓12 g，白术12 g，太子参15 g，当归12 g，黄芪30 g，柴胡12 g，升麻12 g，鸡内金15 g，山楂15 g，麦芽15 g）。

方药分析：《医方考》言："夫面色萎白，则望之而知其气虚矣。言语轻微，则闻之而知其气虚矣。四肢无力，则问之而知其气虚矣。脉来虚弱，则切之而知其气虚矣。"香砂六君子汤由六君子汤加木香、砂仁而成。方中以太子参益气健脾、补中养胃为君，白术、茯苓渗湿健脾，陈皮、木香、砂仁芳香醒脾、理气散寒止痛，半夏化痰祛湿，当归、黄芪益气补血，柴胡、升麻行气以助血气运行，鸡内金、山楂、麦芽以健脾，使气血化生有物。方以理气止痛，兼化痰湿，和胃散寒，标本兼顾。

3.脾肾两虚证

本证方选八珍汤加减（熟地12 g，当归12 g，白芍12 g，川芎10 g，党参15 g，茯苓15 g，白术10 g，白芷10 g，淫羊藿10 g，补骨脂10 g，肉苁蓉10 g，仙茅10 g，山茱萸10 g，枸杞19 g，鸡内金15 g，山楂15 g，麦芽15 g，炙甘草6 g）。

方药分析：八珍汤为补益剂，全方八药，实为四君子汤和四物汤的复方，具有益气补血之功效。主治气血两虚证。症见面色苍白或萎黄，头晕耳眩，四肢倦怠，气短懒言，心悸怔忡，饮食减少，舌淡苔薄白，脉细弱或虚大无力。本方所治气血两虚证多由久病失治、或病后失调、或失血过多而致，治宜益气与养血并重。方中党参与熟地相配，益气养血，共为君药。白术、茯苓健脾渗湿，助党参益气补脾，当归、白芍养血和营，助熟地滋养心肝，均为臣药。川芎为佐，活血行气，使熟地、当归、白芍补而不滞。淫羊藿、补骨脂、肉苁蓉、仙茅滋补肾阳，枸杞、山茱萸滋补肾阴。鸡内金、山楂、麦芽健脾消食以助化气血。炙甘草为使，益气和中，调和诸药。诸药合用，共奏补气生血、健脾益肾之效。另外，八珍汤还可强化造血功能与免疫功能，抗氧化及抗衰老。CZ等人研究表明，八珍汤可拮抗CY对小鼠造成的骨髓损伤，促进其骨髓细胞的增殖能力，减轻CY对骨髓的抑制作用[1]。潘洪平进行的相关实验研究也进一步说明，一定剂量的八珍汤对血液的"浓""凝""粘""聚"状态均具有显著的改善作用[2]，此研究初步验证八珍汤具有活血化瘀作用，这为八珍汤治疗贫血提供了最直接的理论依据。

三、病案举隅

刘某某，男，54岁。

初诊：2018年8月3日（大暑），全腹疼痛，疲乏无力4月。患者4月前行结肠癌手术，腹正中见一长约10cm纵行切口，术后持续化疗。肠镜示：溃疡性结肠炎，距肛门30cm处糜烂。血常规提示淋巴细胞低。刻下症见：面色萎黄，精神抑郁，全腹疼痛，疲乏无力、少气懒言、四肢倦怠，嗳气，多汗，食纳欠佳，眠可，大小便调。舌质暗，苔薄白，脉弦细。西医诊断：1.贫血；2.结肠癌［术后］；3.溃疡性结肠炎。

〔1〕CHUN ZE, LUO XIA, CHEN DONGHUI, et al."The influence of Bazhen decoction on hematopoietic modulator in anaemic mice,"*Journal of biomedical engineering*5（2004）：727-731.

〔2〕潘洪平：《八珍汤的药理研究和临床应用》，《中成药》2003年第11期，第90-92页。

中医诊断：虚劳，证属气血两虚兼郁证，治以补中益气、疏肝解郁、行气止痛，方用当归补血汤加减。处方如下：黄芪60g，当归10g，太子参15g，西洋参15g〈另煎〉，牡蛎30g〈先煎〉，泽兰12g，柴胡12g，姜半夏10g，赤芍12g，丹参12g，醋乳香10g，小茴香15g，苏梗12g，威灵仙15g，旋覆花12g〈包煎〉，代赭石15g〈包煎〉，厚朴12g，牛膝12g，苍术15g，仙鹤草20g，陈皮12g，龙血竭3g〈冲服〉，甘草10g。共7剂，水煎服，一日1剂，一日3次，餐后1小时口服。服药后患者自觉上述症状均有所缓解，遂原方自服14剂。二诊：2018年9月11日（白露），患者诉乏力较前缓解，现反酸，平脐左侧腹灼痛，下腹硬痛，大便干，咽部异物感，测空腹血糖6.5mmol/L，舌质暗，苔薄白，脉弦细。上方基础上调整：黄芪50g、小茴香12g，加路路通12g、瓜蒌15g。7剂，煎服方法同前。服药后患者自觉上述症状均有所缓解，遂原方自服14剂。诸症状明显减轻，遂停药。三诊：2018年10月30日（霜降），患者诉述症状有所反复，见左下腹下坠痛，嗳气、疲乏，痰多、质黏，舌红白厚，脉弦。上方去小茴香，加浙贝10g、蒲黄10g〈包煎〉、五灵脂10g、升麻10g、枳壳15g。7剂，煎服方法同前。四诊：2018年11月6日（霜降），患者无明显反酸，嗳气较前明显减轻，左下腹疼痛下坠痛较前缓解，纳食可，二便调，舌暗红苔薄白，脉弦。上方去代赭石、路路通、苍术。共7剂，煎服方法同前。五诊：2018年11月13日（立冬），患者诉腹部偶有刺痛，大便频，不成形，舌暗红，苔薄白，脉细。上方去威灵仙、龙血竭，共7剂，煎服方法同前。服药后症状均明显缓解，三月后随访未见复发。

【按】虚劳，又称虚损。虚者，即气血阴阳亏虚；损者，即五脏六腑损害。本病是由两脏或多脏劳伤，气血阴阳亏虚所致，临床以慢性虚弱型症候为主要表现。《景岳全书·杂证谟·虚损》指出"色欲过度者，多成劳损……劳倦不顾者，多成劳损……少年纵酒者，多成劳损……疾病误治及失于调理者，病后多成虚损"等四种原因可导致虚劳。该患者结肠癌术后化疗，大病暴疾，邪气太盛，脏气过伤，正气虚弱，气血俱损，短期难复，加之失于调理，正气日耗，积虚成劳，治以当归补血汤为主方。方中以黄芪大补脾肺之气，以资化源，使气旺血生，配以少量当归养血和营，阳生阴长，气旺血生；患者正气虚耗，表虚不固，故而多汗，合以牡蛎，与黄芪相佐以益气固表；患者精神抑郁，全腹疼痛，脉弦，此为肝气郁结，不得疏泄，气郁导致血滞，故合以柴胡、陈皮、赤芍、当归、小茴香、醋乳香疏肝行气，活血止痛；患者嗳气频频，食纳欠佳，方用旋覆花、代赭石降逆止嗳，用姜半夏去痰散结降逆和胃，用太子参和西洋参代替人参，以补气虚辅助已伤之中气，加以苏梗、厚朴宽胸下气，使逆气得平，中虚得复。

第十章　内分泌和代谢性疾病

第一节　甲状腺功能亢进症

甲状腺功能亢进症（Hyperthyroidism），简称甲亢，又称Graves病或毒性弥漫性甲状腺肿，是指甲状腺产生和释放过多的甲状腺激素入血，引起以神经、循环、消化、造血及生殖系统等兴奋性增高和代谢亢进为主要表现的一组临床综合征。一般甲亢患者的临床表现主要为突眼、手抖、高代谢症候群、弥漫性甲状腺肿大。祖国医学虽没有与甲亢相对应的病名，根据甲亢的临床特征性表现可归属于中医学"瘿病""瘿瘤""自汗""心悸""郁证""消渴""内伤发热"等范畴，目前多倾向于从"瘿病"论治。临床多表现为怕热多汗、心慌、手颤、多食、疲乏无力等，可合并不同程度突眼症和心脏损害等症状。该病多发于女性，《圣济总录·瘿瘤门》言"瘿病，妇人多有之，缘忧患有甚于男子也"。该病与肝关系最为紧密，其次与心、脾、肾相关。

一、病因病机

中医学认为，该病的发生与环境因素、情志因素、体质因素有关，《诸病源候论·瘿瘤等病诸候》载"诸山水黑土中出泉流者，不可久居，常食令人作瘿病，动气增患"，又言"瘿者，由忧恚气结所生……搏颈下而成之"，《济生方》也指出"夫瘿病者，多由喜怒不节，忧思过度而成斯疾焉"。《三因极一病证方论》载："坚硬不可移者，名曰石瘿；皮色不变，即名肉瘿；筋脉露结者，名筋瘿；赤脉交络者，名血瘿；随忧愁消长者，名气瘿。"肝郁气结、气血凝瘀、情志不畅、痰湿凝滞，肝气无法疏泄，造成血脉瘀阻，瘀血凝于颈前而发病。明代医家陈实功《外科正宗·瘿瘤论》云"夫人生瘿瘤之症，非阴阳正气结肿，乃五脏瘀血、浊气、痰滞而成"，说明中医认为瘿病是人体全身脏腑功能失调以及社会环境、自然环境等多种因素共同作用所致。甲状腺功能亢进症的病机多为气滞、痰凝、血瘀，病位在肝、脾、心三脏。肝为刚脏，体阴而用阳，主升主动主疏泄，能够保持全身气机通畅；而情志失调，肝失疏泄，导致人体气机升降失常，出现气机郁阻，从而引起全身诸症。

二、辨证论治

汪龙德主任医师认为，甲状腺为人体五脏六腑气血津液运行的关键枢纽，亦是全身多条经脉气血交汇聚集的重要场所，因此，甲状腺功能与全身各脏腑功能密切相关且相互影响。他指出，甲亢大多属本虚标实之证。本虚以气阴两虚为主，临床治疗多注重顾护气血，养阴清热；标实以瘀血、痰浊等为主，用药方面应以祛邪为主，再根据疾病演变规律及证候特点进行加减化裁。本病发病初期表现为气郁痰阻；中期大多虚实夹杂，阴虚与痰、瘀、火相搏结，但以实证为主；后期则因痰、瘀、火邪积久不散进一步耗气伤阴，进而形成气阴两虚证候，以虚证为主。本病在临床上以气郁痰阻、肝郁火旺、痰凝血瘀等证型多见，因此治疗上多以理气散结、开郁化痰、清肝泻火、散瘿消肿、活血散瘀、化痰消瘿等为治疗原则。

1.气郁痰阻证

本证方选四海舒郁丸加减（木香 15 g，陈皮 9 g，海螵蛸 20 g，昆布 20 g，海带 20 g，海藻 20 g，海蛤粉 12 g〈包煎〉，柴胡 12 g，香附 12 g，川楝子 12 g）。

方药分析：四海舒郁丸出自《疡医大全·气颈门主论》，曰"结喉之间气结如胞……甚则饮食噎碍，治以四海舒郁丸主之"。结喉间之"胞"即指瘿病，可见古时医家多用此方治疗瘿病。《外科正宗·瘿瘤论》言"夫人生瘿瘤之症……乃五脏瘀血、浊气、痰滞而成"，认为气滞痰凝，痰气搏结于颈前，日久血脉瘀阻，气血运行失常，以致本病。四海舒郁丸原方组成中木香行气消肿；陈皮健脾和中、理气化痰，挥发性强，二者合用，取其芳香走窜之功，拔邪外出；海螵蛸破瘀血、舒营气、敛新血，《神农本草经》记载海藻的功效为"主瘿瘤气"，《本草纲目·草之八》指出昆布"瘿坚如石者，非此不除"，昆布、海藻均属富碘中药，三者同用，共奏软坚散结之效，与海螵蛸合用，增其化瘀之效；海蛤粉为海蛤壳煅后研末，属贝壳之类，可清热化痰；柴胡、香附、川楝子加强疏肝解郁之功，诸药合用，共奏理气散结、开郁化痰之效。《素问·举痛论》言"百病皆生于气"，且自古治疗瘿病亦有"治瘿顺气为先"的观点，四海舒郁丸所治瘿病，其随喜怒消长，方中多为理气化痰之药，根据应用此方治疗疾病的相关研究，可知为治疗气瘿的经典方剂。

2.肝郁火旺证

本证方选栀子清肝汤合消瘰丸加减（白芍 30 g，柴胡 20 g，当归15 g，山栀子15 g，丹皮10 g，牛蒡子10 g，玄参10 g，浙贝母10 g，煅牡蛎20 g〈先煎〉，黄芩6 g，龙胆草10 g，天麻10 g，白蒺藜10 g，石决明20 g〈先煎〉，钩藤6 g〈后下〉）。

方药分析：《严氏济生方·瘿瘤论治》记载："夫瘿瘤者，多由喜怒不节，忧思过度，而成斯疾焉。大抵人之气血，循环一身，常欲无滞留之患，调摄失宜，气凝血滞，为瘿为瘤。"方中白芍可平肝止痛、敛阴止汗、养血补血；柴胡可解表退热、疏肝解郁、升举阳气；当归补血、活血止痛；山栀子泻火除烦、清热利尿、凉血解毒；丹皮可清热活血、凉血散淤、消炎消肿；牛蒡子可疏散风热、清热解毒、宣肺利咽散肿；玄参可清热凉血、滋阴解毒；浙贝母可清热散结；牡蛎味咸，性凉，入肝、肾经，具有软坚化痰之效；黄芩可清热燥湿、泻火解毒；龙胆草可清热燥湿、泻肝胆火、镇痛；天麻可息风止痉、平抑肝阳、祛风通络；白蒺藜可降肝火、疏肝气；石决明可清肝火；钩藤可息风止痉、清热平肝。诸药共行，可平肝止痛、补血活血、清热解毒、泻火消肿、化痰止咳散结，利于肝火旺盛型甲状腺功能亢进症患者康复。

3.痰凝血瘀证

本证方选海藻玉壶汤加减（海藻30 g，昆布15 g，浙贝母15 g，半夏10 g，白芍12 g，当归15 g，青皮8 g，陈皮10 g，川芎10 g，连翘10 g，桃仁10 g，红花8 g，郁金12 g，香附12 g，玄参10 g，栀子10 g，甘草6 g）。

方药分析：海藻玉壶汤始载于《外科正宗》。陈实功《外科正宗·瘿瘤论》云："非阴阳正气结肿，乃五脏瘀血、浊气、痰滞而成"，又言"初起自元表里之症相兼，但结成形者，宜行散气血。已成无痛无痒，或软或硬色白者，痰聚也，行痰顺气。已成色红坚硬，渐大微痒微疼者，补肾气、活血散坚……已破流脓不止，瘤仍不消，宜健脾胃为主，佐以化坚……溃后瘤肿渐消，脾弱不能收敛者，补肾气、兼助脾胃"。方中海藻、昆布软坚消痰；浙贝母、半夏化痰降气、开结散郁；当归、白芍养血活血、散营中之滞；青皮、陈皮除痰消痞，疏气分之郁；川芎辛温香燥，走而不守，既能行散，上行可达巅顶，又入血分，下行可达血海，发挥活血行气、祛瘀之效；连翘清热毒、疏蕴结；桃仁、红花加强活血化瘀之功；郁金、香附疏肝理气；玄参、栀子清解郁热；甘草顾护胃气、调和诸药。

三、病案举隅

〖病案1〗

张某某，女，38岁。

初诊：2020年7月13日（小暑），颈部憋闷不适半年余。患者诉颈部憋闷，生气后则胀甚，喜叹息，咽部不适感半年余，伴怕热、多汗，恶心欲吐，睡眠欠佳，小便量多，舌红苔白腻，脉弦。查体：形体偏胖，心率72次/min，律齐，颈部稍粗大。西医诊断：甲状腺功能亢进症。

中医诊断：瘿瘤；证属气郁痰阻证；治则疏肝理气，化痰解郁，散瘿消肿；方用四海舒郁丸加减。处方如下：木香15 g，陈皮9 g，海螵蛸20 g，昆布20 g，海带20 g，海藻20 g，海蛤粉12 g〈包煎〉，柴胡12 g，香附12 g，川楝子12 g，枳实10 g，白芍10 g，半夏9 g，山慈菇10 g，郁金10 g，砂仁6 g〈后下〉，土贝母10 g，夏枯草15 g，当归12 g，丹参10 g，桔梗10 g，金银花10 g，生甘草6 g。共7剂，水煎服，一日1剂，一日3次，餐后1小时口服。

二诊：2020年7月20日（小暑），患者自诉服药后颈部憋闷感明显减轻，咽部不适感亦减轻，继服7剂。三诊：2020年7月28日（大暑），患者自诉诸症较前又有减轻。处方调整为：柴胡10 g，枳实10 g，白芍10 g，半夏9 g，山慈菇10 g，郁金10 g，砂仁6 g〈后下〉，土贝母10 g，夏枯草15 g，当归12 g，丹参10 g，连翘10 g，生甘草6 g。共14剂，水煎服，一日1剂，一日3次，餐后1小时口服。此后电话随访，病情明显好转，再无加重。

【按】四海舒郁丸出自《疡医大全》，曰"结喉之间气结如胞，甚则饮食嗌碍，治以四海舒郁丸主之"。结喉间之"胞"即指瘿病，古时医家多用此方治疗瘿病。该患者初诊时症见颈部憋闷、生气后则胀甚，喜叹息，咽部不适，为典型气滞不舒症状，食后偶感恶心欲吐，舌红苔白腻即为痰湿内阻。四海舒郁丸原方组成中木香行气消肿；陈皮健脾和中、理气化痰，挥发性强，二者合用，取其芳香走窜之功，拔邪外出；海螵蛸破瘀血、舒营气、敛新血，《神农本草经》记载海藻的功效为"主瘿瘤气"，《本草经疏》指出昆布"瘿坚如石者，非此不除"，昆布、海藻均属富碘中药，三者同用，共奏软坚散结之效，与海螵蛸和用，增其化瘀之效；海蛤粉为海蛤壳煅后研末，属贝壳之类，可清热化痰；柴胡、香附、川楝子加强疏肝解郁之功；枳实可破气消积、化痰除痞，白芍养血敛阴、柔肝止痛、平抑肝阳，二者合用，一气一血、一散一收、一开一合、一补一泻、动静结合、刚柔并济、互制互济，共治阴血不足、气机郁滞之证；半夏消痞散结，燥痰，降逆止呕，可解患者食后恶心症状；山慈菇具有清热解毒、消痈散结、化痰止咳的功效，可治颈部郁结之症；砂仁、土贝母合用，养胃和中，活血通膈，可缓解患者颈部不适感；当归合用党参，可奏补血、活血、散瘀、止痛之效；气郁痰阻日久必化热化火，加用夏枯草清肝泻火，散结消肿；加用金银花清热解毒，消炎退肿，缓解咽喉部不适感；甘草调和诸药。诸药合用，共奏理气散结、开郁化痰之效。后期随着患者病情的减轻，遂进行药物剪裁。《素问·举痛论》言"百病皆生于气"，且自古治疗瘿病亦有"治瘿顺气为先"的观点，四海舒郁丸所治瘿病，其随喜怒消长，方中多为理气化痰之药，根据应用此方治疗疾病的相关研究，可知为治疗气瘿的主要方剂。

〖病案2〗

陈某，女，29岁。

初诊：2020年9月10日（白露），易饥、消瘦、怕热、多汗1年余。患者自诉1月前自觉颈部稍粗大，多食善饥，两目发胀，怕热多汗，头昏，疲乏无力，睡眠差，遂于当地医院就诊。经系统检查，诊断为甲状腺功能亢进症。住院治疗后，症状改善不明显，现求中医施治。刻下见：颈部显著肿大，怕热多汗，眠差，心胸烦闷，月经先后不定期，舌红，苔薄黄，脉弦数。西医诊断：甲状腺功能亢进症。

中医诊断：瘿瘤；证属肝郁火旺，治以清肝泻火、散瘿消肿，方用栀子清肝汤合消瘰丸加减。处方如下：海藻30 g，昆布15 g，白芍30 g，柴胡20 g，当归15 g，山栀子15 g，丹皮10 g，牛蒡子10 g，玄参10 g，浙贝母10 g，煅牡蛎20 g〈先煎〉，黄芩6 g，龙胆草10 g，天麻10 g，白蒺藜10 g，石决明20 g〈先煎〉，钩藤6 g〈后下〉。共7剂，水煎服，一日1剂，一日3次，餐后1小时口服。二诊：2020年9月20日（白露），患者自觉汗出渐少，颈间舒适，仍心慌心悸，睡眠不佳，舌苔薄黄，脉弦数。在上方基础上加入远志10 g、柏子仁10 g、茯神10 g，共7剂，煎服方法同前。三诊：2020年9月28日（秋分），诸症明显减轻，心悸好转，纳眠可，舌苔薄白，脉弦数。一、二诊清肝泻火之力较强，恐伤正气，故三诊时加入当归12 g、太子参12 g，意在补气血，扶正祛邪。用药后症状明显缓解，3月后随访未见复发。

【按】《诸病源候论》言"瘿者，由忧恚气结所生……搏颈下而成之"，《济生方·瘿病论治》也指出"夫瘿病者，多由喜怒不节，忧思过度，而成斯疾焉"。本例患者症见甲状腺肿大，怕热多汗，心烦心悸，多食善饥，疲乏无力等症，治疗以清肝泻火、散瘿消肿为主。方中重用昆布、海藻之类，此类药材含碘甚丰，与现代医学用碘剂治单纯性甲状腺肿有异曲同工之妙，然中医尚须辨证，另加佐使之药以辅助。白芍可平肝止痛、敛阴止汗、养血补血，《本草正》称其能"补血热之虚，泻肝火之实，退虚热，缓三消诸证因热而致者为宜"；柴胡可解表退热、疏肝解郁、升举阳气；当归补血、活血止痛；《本草思辨录》云"凡肝郁则火生，胆火外扬，肝火内伏，栀子解郁火，故不治胆而治肝"，山栀子泻火除烦、清热利尿、凉血解毒；丹皮可清热活血、凉血散瘀消肿；牛蒡子可疏散风热、清热解毒、宣肺利咽散肿；玄参可清热凉血、滋阴解毒；浙贝母可清热散结；牡蛎味咸，性凉，入肝、肾经，具有软坚化痰之效；黄芩可清热燥湿、泻火解毒；龙胆草可清热燥湿、泻肝胆火、镇痛；天麻可息风止痉、平抑肝阳、祛风通络；白蒺藜可降肝火、疏肝气；石决明可清肝火；钩藤可息风止痉、清热平肝；患者脉搏过速加用远志、茯神、柏子仁等养心药。服药后患者甲状腺显著缩小，颈部舒适，消谷善饥、多汗、怕热等症明显减轻，随访无复发。

第二节 甲状腺功能减退症

　　甲状腺功能减退症（Hypothyroidism），简称甲减，是指由于不同原因引起的甲状腺激素缺乏或生物学效应不足，导致其靶器官或组织出现一组以代谢紊乱和功能减退为特征的综合征。甲状腺激素对人体的生长、发育以及多种器官的功能都起着至关重要的作用。甲状腺功能减退症患者临床可出现畏寒、疲乏、精神萎靡、记忆力减退等症状，严重者可致心脑血管、神经、生殖等系统病变，甚至出现甲状腺功能减退症危象。祖国医学将甲状腺功能减退症归属于"水肿""瘿病"等范畴，但尚无专属的对应病名。现代学者们多将甲减归属于"虚劳""虚损"的范畴，也有根据《千金要方》提出的"石瘿、气瘿、劳瘿、土瘿、忧瘿"将甲减归为"劳瘿"者。《济生方·瘿瘤论治》载"夫瘿病者，多由喜怒不节，忧思过度而成斯疾焉"，隋代巢元方《诸病源候论·瘿候》云"瘿者由忧恚气结所生"、"动气增患"，《圣济总录·瘿瘤门》将瘿病分为"石瘿、泥瘿、劳瘿、忧瘿、气瘿"五类。随着现代社会压力日益增大，越来越多的不良情绪得不到适当宣泄，久之则肝气郁结，气机不畅，以致津液不布，水湿聚而生痰，痰浊化火，灼炼津液，则痰凝结于颈部而发为本病。

一、病因病机

　　本病大多由于先天禀赋不足，或饮食不加节制，或劳倦过度，或忧愁思虑日久，或素体体质虚弱，或年老体弱所致，或医源性所致。脾病则气虚，气虚无力濡养十二经脉，人体生命活力减低而发为本病。脾气亏虚，生化不足，不能充达肢体、肌肉，则可见倦怠乏力，皮肤干燥等；脾又为生痰之源，脾气虚弱，运化水湿失职，聚湿成痰《名医指掌·瘿瘤》云"瘿但生于颈项之间，瘤则遍身体头面、手足，上下不拘其处，随气凝结于皮肤之间，日久结聚不散，累积而成。若人之元气循环，周留脉络，清顺流通，焉有瘤之患也。必因气滞痰凝，隧道中有所留止故也"；宋代严用和《济生方·瘿瘤论治》载曰："夫瘿瘤者，多由喜怒不节，忧思过度而成疾焉，大抵人之气血，循环一身，常欲无留滞之患，调摄失宜，气凝血滞，为瘿为瘤。"

二、辨证论治

汪龙德主任医师认为，甲状腺功能减退症本质是本虚标实，以脾肾阳虚、肝失疏泄为本，血瘀、气滞、痰凝蕴结于颈部为标，治以标本兼治，扶正祛邪，活血化瘀，温肾健脾，疏肝理气，化痰散结以及清热解毒。《素问·阴阳应象大论》记载："治病必求于本。"肾乃先天之本，脾为后天之本，脾肾亏虚可致水湿、痰浊、血瘀。肝主疏泄如常，气机顺畅则五脏六腑功能正常。甲状腺功能减退症患者会出现神倦乏力、神疲懒言、四肢不温、畏恶风寒、腰膝酸软或伴健忘失眠，纳呆腹胀、肢体颜面肿胀、月经紊乱、脉沉迟等脾肾阳虚症状。张景岳曰"痰之化无不在脾"，表明脾运旺盛，则痰瘀自消。气滞痰凝致气机不畅，血运不行，化气血痰为有形之邪，蕴结于颈前发为瘿病。活血化瘀可促使心血生成，以利于气机的运行。《素问·至真要大论》曰"诸湿肿满，皆属于脾"，水谷精微的吸收和输布离不开脾气升清功能，若脾气不升，水谷不能运化，气血生化无源，则出现神疲乏力、腹胀、泄泻等病证。汪龙德主任医师指出，该病以脾肾阳虚为主，并大致分为以下证型，在治疗中以补肾为主，兼顾脾胃，临床多以平补肾阳为主，常用菟丝子、补骨脂、淫羊藿、仙茅根温补肾气；阳虚阴寒者，酌加肉桂、附子、干姜等温补肾阳之品，其中附子既可温脾阳，又可补肾阳。《景岳全书·新方八略引》曰"善补阳者，必于阴中求阳"，亦加用枸杞子、女贞子等滋阴益肾、养肝补脾之品，以达"阴中求阳"的目的，旨在阴阳互济，使阳得阴助而生化无穷。

1.脾肾阳虚证

本证方选金匮肾气丸加减（茯苓15 g，熟地黄15 g，山药15 g，山茱萸6 g，牡丹皮15 g，黄芪30 g，白术15 g，当归10 g，川芎10 g，丹参15 g，枸杞子15 g，杜仲15 g，夏枯草15 g，砂仁6 g〈后下〉，鸡内金10 g，麦芽15 g）。

方药分析：金匮肾气丸出自《金匮要略》，又名"八味肾气丸"，由干地黄、山茱萸、山药、泽泻、茯苓、牡丹皮、桂枝、附子组成，主治肾阳不足证。症见腰酸脚软，少腹拘急，小便不利或小便清长，烦热不得卧而反倚息，舌质淡而胖，脉虚弱等证。"金匮肾气丸"是为肾阳不足之证而设，故以补肾助阳为法，"益火之源，以消阴翳"，辅以利水渗湿。方用桂枝、附子温肾助阳，熟地黄、山茱萸、淮山药滋补肝、脾、肾三脏之阴，阴阳相生，刚柔相济，使肾之元气生化无穷；再以泽泻、茯苓利水渗湿，牡丹皮擅入血分，伍桂枝可调血分之滞。诸药合用，助阳之弱以化水，滋阴之虚以生气，使肾阳振奋，气化复常。甲状腺功能减退症病位在脾、肾、肝，多为虚实夹杂，治宜补养正气固其本，理气、消痰、化瘀治其标，兼顾疏肝健脾。因肾阳虚衰，脾胃失于温煦，导致气血生化乏源，故脾肾益甲方重用黄芪，补气摄血，亦可生血。药理学研究表明，黄芪多糖可促进淋巴细胞增殖，改善胸腺及脾脏指数以提高免疫力，黄芪总黄酮更能发挥显著的抗炎作用[1]，白术、茯苓健脾益气、和胃化湿，与黄芪合用增强健脾益气之效；川芎、丹参活血行气；当归补血兼活血，研究表明，黄芪配伍当归有强大的益气活血作用，同时可双向调控自身免疫，降低炎症反应[2]；枸杞子、杜仲滋补肝肾、益精养血；熟地黄甘温质润，长于滋养阴血、补肾填精，为补血要药，与枸杞子相合增生精益髓、补肾实脾之力[3]；鹿角霜为血肉有情之品，温肾助阳，其所含微量元素可有效抑制组织过度增生[4]；炒麦芽行气调中、和胃醒脾。诸药配伍，共奏温补脾肾、益气养血摄血、填精补髓之功。

2.气滞痰凝证

本证方选小柴胡合半夏厚朴汤加减（柴胡30 g，黄芩20 g，厚朴15 g，姜半夏15 g，大枣10 g，紫苏叶10 g，党参10 g，生姜5 g，甘草5 g）。

方药分析：小柴胡汤出自《伤寒杂病论》。清柯琴《伤寒来苏集》谓"此为少阳枢机之剂，和解表里之总方也"。方由辛开、苦降、甘温三组药组成。具有和解少阳、和胃降逆、扶正祛邪的

---

〔1〕周鸿缘、张贤、王萌：《黄芪总黄酮体外抗炎作用及对MAPKs信号通路的调控》，《中国兽医学报》2020年第12期，第2392–2397页。

〔2〕徐婷、麦葭沂、向俊等：《"黄芪-当归"药对主要活性成分的网络药理学研究》，《中药材》2017年第9期，第2195–2201页。

〔3〕胡广操：《张景岳应用熟地的规律及其现代运用研究》，硕士学位论文，浙江中医药大学，2019年。

〔4〕李娜、胡亚楠、王晓雪等：《鹿角胶化学成分、药理作用及质量控制研究进展》，《中药材》2021年第7期，第1777–1783页。

功效，是和解少阳的代表方剂。半夏厚朴汤源自《金匮要略》，是主治咽喉部有异物感的专方。方中半夏为君，辛散痰结，平能降气；厚朴，善行气燥湿，消积化痰，两者配伍，行气散结，宣利气机；茯苓佐半夏增强祛湿化痰之效，又可淡渗利水，消退浮肿，健脾宁心，调畅情志；紫苏叶芳香，宣胸中郁结之气；干姜降逆和胃，温中补虚，药物相互配伍，共奏行气化痰之效。《金匮方歌括》云："方中半夏降逆气，厚朴解结气，茯苓消痰；尤妙以生姜通神明，助正祛邪；以紫苏之辛香，散其郁气，郁散气行，而凝结焉有不化哉。"小柴胡汤主少阳病，病机为枢机不利，致人体阴阳不相顺接，气机升降出入失司。若人体正气不足，与邪气交争于少阳半表半里之间，可致少阳枢机不利。柴胡主疏泄，推陈致新，可清半表半里之邪，疏少阳郁滞；黄芩，味苦，清胆之邪热，与柴胡配伍，可清泄胸胁烦热，两者升降相因，有和解少阳、调和枢机之效；半夏下气燥湿；干姜温中和胃，两者相配，可降逆止呕、调和脾胃，但此二味药辛燥，有耗伤津液之嫌，故以党参、大枣、甘草健脾生津。脾胃为后天之本，气血生化之源，以此三味药补益中气，增强人体正气，也有扶正祛邪之用。整方药物升降相因，寒热相用，以和解为主，扶正以清少阳半表半里之邪，使人体达到阴阳自和的状态。

三、病案举隅

萧某某，女，61岁。

初诊：2023年5月8日（立夏），疲乏、出汗1年余，加重伴口干、多饮2周。患者1年前无明显诱因出现左侧颈部肿胀不适，伴轻微疼痛，遂就诊于甘肃省肿瘤医院，查甲状腺彩超提示左侧甲状腺恶性肿瘤，故行左侧甲状腺肿瘤切除术。术后长期规律服用左甲状腺素钠片 62.5ug po qd，之后患者出现疲乏、出汗，偶有心慌、心前区憋闷感，2 周前上述症状明显加重，伴口干、多饮（饮水量达 3000 mL 以上），遂来就诊。刻下见：患者神志清，精神欠佳，心情抑郁，疲乏、无力、出汗、口干、多饮，无头晕，偶有心慌、心悸，气短，饮食欠佳、睡眠可，小便正常，大便时干时稀。近期体重无明显增加减轻。舌质红，苔微黄腻，脉弦滑。西医诊断为：1.甲状腺功能减退症；2.甲状腺［术后］。

中医诊断：气瘿，证属气滞痰凝证，治以理气解郁、化痰散结，方用小柴胡合半夏厚朴汤加减。处方如下：柴胡 30 g，黄芩 20 g，黄芪 15 g，厚朴 15 g，姜半夏 15 g，大枣 10 g，紫苏叶 10 g，党参 15 g，浙贝母 10 g，郁金 12 g，陈皮 10 g，生姜 5 g，鸡内金 15 g，山楂 15 g，麦芽 15 g，甘草 5 g。共 7 剂，水煎服，一日 1 剂，一日 3 次，餐后 1 小时口服。二诊：2023 年 5 月 15 日（立夏），患者汗出渐少，心慌心悸稍有减轻，食欲好转，仍觉疲乏无力，舌质红，苔微黄腻，脉弦滑。在上方基础上去鸡内金、山楂、麦芽各 15 g，加黄芪为 30 g。共 7 剂，煎服方法同前。三诊：2023 年 5 月 22 日（小满），诸症明显减轻，心悸好转，舌苔薄白，脉弦数，遂原方继进 7 剂，煎服方法同前。用药后症状明显缓解，3 月后电话随访未见复发。

【按】忿郁恼怒或忧思郁虑，可致肝郁气滞，气血逆乱，津液输布失调，水聚成痰，痰凝气滞结于颈部发为瘿病。正如《诸病源候论·瘿候》云"瘿者，由忧恚气结所生，动气增患"，《重订严氏济生方·瘿瘤瘰疬门》云"夫瘿瘤者，多由喜怒不节，忧思过度而成斯疾焉"。《圣济总录》将瘿病分为"石瘿、气瘿、忧瘿、劳瘿、泥瘿"等类，指出气、忧、劳本于七情。《灵枢·经脉》记载"胆足少阳之脉……下耳后，循颈……贯膈络肝属胆"，足少阳经循行于颈部，为本病主要发病部位，颈前肿大、咽部不适等颈部症状与少阳经关系密切。从生理关系而言，肝主甲状腺，《素问·阴阳离合论》云"厥阴之表，名曰少阳"，肝经与胆经互为表里阴阳，阴阳互根互用，甲状腺以肝为体，受其血脉滋养，以少阳为用，表达其生理功能。胆主春生之气，少阳经多气而少血，然少阳主枢，少阳之气对人体脏腑、生理功能具有推动作用，其偏盛或偏衰与甲状腺功能的亢进和减退有密切关系，说明少阳不利以甲状腺功能的异常为表现。少阳主枢，喜条达，情志不畅易致少阳郁滞，导致枢机不利，气机不畅，是本病的致病关键。胆为阳中之少阳，属甲木，木郁乘脾土，脾土亏虚，运化无力，易生痰湿，故本病病机为少阳郁滞、气滞痰凝，治疗应以理气解郁、化痰散结为原则。本例患者情志不畅，肝气郁结，致肺胃宣降失常，聚津为痰，气郁痰阻，故胸胁满闷不舒；舌质红，苔微黄腻，脉弦滑，均为气滞痰凝之征。一诊时该患者纳食欠佳，故加鸡内金 15 g、山楂 15 g、麦芽 15 g，以健胃消食。二诊时患者纳食好转，出汗减少，故去掉消食之品，而疲乏无力之感仍存在，故将黄芪增加至 30 g。气不行则郁难开，痰不化则结难散，故治宜化痰、行气兼顾，使气行则郁开，痰化则结散。方中半夏化痰开结，降逆和胃，重在降逆；厚朴下气除满，以散胸中滞气，重在行气；二者相伍，一化痰结，一行气滞，痰气并治，使痰降则气行，郁开则痰降，共为君药。茯苓渗湿健脾，助半夏祛湿化痰；苏叶芳香宣肺，顺气宽胸，宣通胸中郁结之气，助厚朴顺气宽胸，共为臣药。生姜和胃降逆止呕，且制半夏之毒，为佐药。柴胡具有轻清、升散、疏泄之功，用于疏肝解郁，郁金加强柴胡疏肝解郁之功。诸药辛苦合用，辛以开结，苦能降逆，温以化痰，共奏行气散结、降逆化痰之功。

第三节　甲状腺结节

甲状腺结节（Thyroid nodules）是指由一个或多个不同于本身正常甲状腺组织组成的异常甲状腺团块，其形成机理为甲状腺内细胞的异常增生。国内流行病学数据相对缺乏，从国外的流行病学数据看，约40%～50%人群中具有甲状腺结节，这些结节中约5%～6.5%在以后的随访中发现为恶性；女性发病率是男性的3～4倍，发病率在育龄期女性急剧上升，40～49岁达到高峰。甲状腺结节广泛存在多种甲状腺疾病中。按照种类划分，甲状腺结节可分为良性的和恶性的；其中，良性结节具体表现为甲状腺良性腺瘤、甲状腺囊肿、结节性甲状腺肿以及局灶性甲状腺炎后出现的结节等；而按照病理分型，恶性结节具体划分为分化型甲状腺癌和未分化型甲状腺癌两类。现代医学认为，引起甲状腺结节的病因是多方面的，诸多类似研究表明，甲状腺结节的病因可能与患者体重、血糖、血脂、从事职业、免疫代谢、生活方式以及饮食习惯等因素有关。例如，在体重方面，有研究者按体重指数分组，发现肥胖组甲状腺结节的患病率高于超重组，高于正常体重组，高于体重过低组；从事职业方面，多项研究表明，甲状腺结节在工作压力大、脑力劳动者群体中多发；生活方式方面，吸烟、摄碘不足或过量、运动强度和时间不够者多发甲状腺结节。此外，现代研究表明，糖尿病、高脂血症等代谢疾病与甲状腺结节的发生密切相关。

　　中医学依据临床表现，将甲状腺结节归属为"瘿病"的范畴。中医对"瘿"的认识源远流长。古人云："瘿，婴也，在颈婴喉也。""婴"在这里是指缠绕，即为颈前喉结的两侧肿大的这一类疾病。对于瘿病的描述记载最早可以追溯到战国时期，比如《吕氏春秋·尽数篇》曰"轻水所，多秃与瘿人"。陈无择《三因极一病证方论·瘿瘤证治》就给出了瘿病有五瘿之分的明确释义："痰多着于肩项……坚硬不可移者，名曰石瘿；皮色不变，即名肉瘿；筋脉露结者，名筋瘿；赤脉交结者，名血瘿；随忧愁消长者，名气瘿"。而这一段对五瘿的描述是现存的我国古代对甲状腺结节按症状分类的首次记载，将现代医学依据甲状腺超声征象的血流对甲状腺结节分型与上述记载加以联系，似乎有异曲同工之妙。此外，《中医内科常见病诊疗指南》将瘿病按类型划分为"瘿囊"、"瘿瘤"和"瘿气"等不同的辨证类型，其中，"瘿囊"是指颈部对称性肿大，伴弥漫性改变，结块部位用手触之可发现边缘不清，但质地柔软的一类病证，因其状如囊似袋，故有"影袋""影囊"之名。"瘿瘤"是指颈前长于一侧或者双侧的肿块，两侧大小可均匀增大，也可大小不一，形状类似胡桃，质地较硬，并可随着吞咽动作而上下移动的一类病证。"石瘿"是以触之觉凹凸不平，可随吞咽上下移动为特征的一类病证，颈前坚硬似顽石，相当于甲状腺恶性肿瘤。

一、病因病机

　　中医认为，瘿病的产生与先天禀赋不足，饮食、水土失宜和情志内伤等密切相关。"子女之病，禀乎母气者尤多"，说明先天禀赋的强弱可能是影响瘿病发病的一个重要因素。肾气虚损，无法濡养脾脏，脾脏运化失职，则内生痰湿，阻滞气机，形成瘀血,痰浊和血瘀相互搏结,停阻于颈部,形成瘿瘤。《重订严氏济生方·瘿瘤瘰疬门》记载"夫瘿瘤者,多由喜怒不节,忧思过度,而成斯疾焉。大抵人之气血,循环一身,常欲无滞留之患,调摄失宜,气凝血滞,为瘿为瘤",《血证论·脏腑病机论》也记载"肝属木,木气冲和条达,不致遏郁,则血脉得畅",即肝主疏泄,若肝气郁结,则气机运行不畅,气为血之帅,气机郁滞导致血行不畅,气滞血瘀,发为本病。沈金鳌《杂病源流犀烛》记载"西北方依山聚涧之民,食溪谷之水,受冷毒之气,其间妇女,往往生结囊如瘿,皮色不变,不痛不痒",指出水土因素对瘿瘤发生的作用,且女性多发。《诸病源候论·瘿候》载"诸山水黑土中出泉流者,不可久居,常食令人作瘿病,动气增患",由此可见,"瘿病"的产生与地理环境和水土因素之间存在的密切关系。地理位置偏远荒僻,空气中瘴气弥漫,饮食不当,机体濡养失职,最易形成气滞血瘀,津液无法正常输布,则水湿停聚,生成痰浊,气郁、痰浊、血瘀相互搏结,逐渐形成弥漫性肿块,日久可形成瘿瘤之病。

中医学认为,本病病位责之肝、脾、肾三脏,主要病机在于正气亏虚,痰浊、气滞、血瘀互结为关键病理因素,属虚实夹杂、本虚标实之证。现代社会经济快速发展,在多种外在因素作用下,致脾胃虚损,运化失职,肝气不畅,气机失调,津液失于输布,导致痰凝气结,气虚致血行不畅,瘀血阻滞,日久可化火伤阴,导致气滞、痰凝、血瘀等病理产物相互搏结于颈前,发为本病。

二、辨证论治

汪龙德主任医师认为,甲状腺结节病因多为饮食不节、情志不畅及劳逸失调。肝郁气滞则津液输布失常，又克脾土，致健运失常，津液不化而成痰，加之气滞血行不畅，停而为瘀，痰瘀互结于颈前，发为本病。临证中多从痰湿、肝郁、气阴两虚、血瘀、肝火热毒、痰瘀互结、痰凝等多方面入手。

1.气郁痰阻证

临床表现：喉结两旁肿大或有胀感，触之较为柔软，喜叹息，因情志刺激而加重，舌淡红，苔薄白，脉弦。治法：疏肝解郁，行气化痰。方选柴胡疏肝散加减（柴胡15 g，枳壳12 g，白芍12 g，陈皮12 g，川芎12 g，香附12 g，炙甘草12 g），咽颈不适加桔梗、牛蒡子、木蝴蝶、射干，利咽消肿。

方药分析：柴胡疏肝散为四逆散去枳实，加陈皮、枳壳、川芎、香附，增强疏肝行气、活血止痛之效，故服后肝气条达，血脉通畅，气行而诸症亦除。

2.痰结血瘀证

临床表现：喉结两旁肿块，肿块触之质地较硬，按之有结节感，伴胸闷纳呆，舌苔薄白或白腻，脉涩或弦。治法：行气活血，化痰消瘿。方选海藻玉壶汤加味

（海藻12 g，贝母12 g，陈皮12 g，昆布12 g，青皮10 g，川芎10 g，当归10 g，连翘10 g，半夏10 g，独活10 g，海带10 g）。

方药分析：海藻玉壶汤是古代治疗瘿瘤的名方。出自《外科正宗》卷二。方中昆布、海藻、海带、半夏、贝母、连翘化痰消肿，软坚散结消瘿；青皮、陈皮行气；当归、川芎调血，使痰消湿除、气血通畅而瘿瘤渐消。

3.肝火旺盛证

临床表现：颈前肿大，多为轻中度肿大，质地柔软，表明光

滑，可伴汗出，头面烘热，情绪易激动，双手抖动，口苦，眼突，舌红，苔多薄黄，脉弦数。治法：清泻肝火，消瘿散结。方选栀子清肝汤合消瘰丸加减（牛蒡子12 g，柴胡15 g，玄参9 g，川芎9 g，白芍9 g，当归6 g，栀子6 g，丹皮6 g，夏枯草9 g，牡蛎9 g〈先煎〉，浙贝母9 g）。

方药分析：方中柴胡、白芍疏肝解郁，当归、川芎养血活血，栀子、丹皮清泄肝火，夏枯草清肝泻火、散结消肿，配合牛蒡子散热利咽消肿，玄参清热滋阴、凉血散结，牡蛎软坚散结，浙贝母清热化痰。

4.脾虚痰湿证

临床表现：颈肿，无压痛，形体偏胖，神疲乏力，腹胀或有便溏，舌淡，舌体胖大，苔白或白腻，脉沉细。治法：健脾化痰，软坚散结。方选香砂六君子汤加减（木香10 g，砂仁10 g〈后下〉，陈皮12 g，姜半夏15 g，太子参30 g，茯苓30 g，白术15 g，炙甘草10 g，瓦楞子15 g〈先煎〉，海螵蛸15 g，浙贝母15 g）。

方药分析：方中太子参、茯苓、白术、炙甘草为健脾益气基础方剂，其中正平和，温补中气。配伍陈皮理气散逆，姜半夏燥湿除痰、和胃降逆，木香行气止痛，砂仁行气化湿，瓦楞子、海螵蛸、浙贝母软坚散结、化痰消肿。诸药合用，共奏健脾益气、燥湿化痰之功。

三、病案举隅

杨某，女，36岁。

初诊：患者发现甲状腺结节1年余，疲乏1周。患者诉1年前体检时查甲状腺彩超示：甲状腺右侧叶实性结节，大小约2.5×

3.0 mm（TI-RADS 4a级），无疲乏，怕冷，无心悸，多汗，无声音嘶哑，无气短、吞咽困难等症状，未进一步诊治。1月前就诊于兰州大学第一医院，复查甲状腺彩超示：甲状腺右侧叶多发低回声结节，大小约4.4×3.4×3.3 mm（TI-RADS IVa类），查甲功5项未见异常，未予特殊治疗。1周前无明显诱因出现疲乏，偶有胀满不适感，平素情志不舒，胸闷，少寐多梦，晨起喉中多痰，舌淡苔白滑，脉沉细。西医诊断为甲状腺结节。

中医诊断为瘿病；证属气郁痰阻、气阴两虚；治以行气开郁、散结通络，兼补气阴；方选柴胡疏肝散加减。处方如下：柴胡15 g，陈皮12 g，川芎12 g，香附12 g，枳壳12 g，芍药12 g，炙甘草12 g，人参15 g〈另煎〉，黄芪30 g，猫爪草12 g，赤芍12 g，生地15 g，玄参20 g。共7剂，水煎服，一日1剂，一日3次，餐后1小时口服。复诊诉无明显不适症状，舌淡苔薄白、有齿痕，脉沉缓。上方加夏枯草10 g。10剂，水煎服。后随访，诸症轻。

【按】《诸病源候论》言"瘿者，由忧恚气结所生"，明代医家龚廷贤《万病回春》亦云"随忧愁消长者，名曰气瘿"。本案患者表现也证实甲状腺结节的发生与情绪密切相关，其表现为颈前漫肿、咽部异物感、喜叹息等，且症状常随情绪波动而变化，故方中以柴胡疏肝散疏肝达郁，猫爪草能"治颈上瘰疬结核"，可化痰散结，解毒消肿；加黄芪、人参、生地、玄参清热兼益气养阴扶正，谨守病机，立法精妙，终收奇功。

第十一章　风湿性疾病

干燥综合征

　　干燥综合征（Sjogren's syndrome，SS）是一种主要累及外分泌腺体的慢性炎症性自身免疫性疾病，又名自身免疫性外分泌腺体上皮细胞炎或自身免疫性外分泌病。临床除有唾液腺和泪腺功能受损，而出现口干、眼干外，尚有其他外分泌腺及腺体外其他器官的受累而出现多系统损害症状。其血清中则有多种自身抗体和高免疫球蛋白血症。干燥综合征的病因可能与病毒感染、遗传、环境等多种因素相关[1]。从病理上看，干燥综合征患者腺体表现为导管扩张、狭窄及腺体间大量淋巴细胞浸润、腺泡损害[2]。本病分为原发性和继发性两类。原发性干燥综合征属全球性疾病，在我国人群的患病率为0.3%～0.7%，在老年人群中患病率为

[1] 张静、沈斯瑶：《艾拉莫德治疗干燥综合征疗效及机制研究》，《陕西医学杂志》2019年第4期，第452-455页。

[2] 赵小莹、白宁、陈群：《干燥综合征患者血清抗α-胞衬蛋白、抗SSA/SSB抗体、IFN-γ及TNF-α与唇腺病理损害相关性研究》，《陕西医学杂志》2020年第2期，第241-246页。

3%～4%。本病女性多见，男女比为1∶9至1∶20，发病年龄多在40～50岁，也可见于儿童。

祖国医学无干燥综合征这一病名，根据其临床主要症状属"燥痹"范畴，其主要表现为口眼干、关节痛、猖獗齿等，还可引起腺外受累，严重者可危及生命，如肺脏、肾脏损害，神经系统受损等。中医治疗主要以其证候特点、病位病性等为依据进行辨证论治，临床疗效较好。干燥综合征的病变脏腑常涉及肺、脾胃、肝、肾，临床表现复杂多样。早在《证治准绳》中记载了燥邪致病的临床表现，如皮肤皲裂、咽鼻生干、烦渴、便难、萎弱无力。肺脏受累常见干咳无痰，鼻腔干燥，甚至痰中带血；脾胃功能失调，见纳呆、腹胀，甚则肢体肌肉无力。干燥综合征累及肝脏，可见肝区不适、乏力；肾脏受累多见口干唾少、牙齿脱落、龋齿等。

一、病因病机

早在《素问·阴阳应象大论》中提出"燥胜则干"，提示燥邪偏胜、津液亏虚导致眼干、口干等干燥症状；刘河间云"诸涩枯涸，干劲皲揭，皆属于燥"；叶桂云"燥为干涩不通之疾"；路志正提出"外燥之痹多兼风热之邪"。多数医家提出了风燥外邪、脏腑内燥以及过用辛热之剂均可导致津液亏虚，清窍、四肢百骸无以濡养引起燥痹，病久瘀血阻络，燥瘀搏结化毒，深至脏腑，认为干燥综合征为浊毒之邪壅遏胃脘、脾胃功能失调为基本病机，以津亏为本，气滞、血瘀、浊毒致病为标，为虚实夹杂之证。本病的中医病因病机尚不完全统一，但无外乎本虚标实。本虚为阴津亏虚，虚生内燥，气血津液脏腑失调；标实为燥瘀痰毒，合而为病。干燥综合征从气血津液辨证，主要为气血亏虚、津液不足。气虚不运则津液输布障碍，津液失布，聚则为湿、为痰，津不上承则见燥症，津血同源，津亏则血燥，血虚则津亏，津血耗伤日久变生瘀毒，治疗当以标本兼顾。干燥综合征患者多见于中老年妇女。《素问·上古天真论》载"女子七七，任脉虚，太冲脉衰少，天癸竭"，此阶段妇女生理表现为脉络空虚，络虚包括脉络中气血阴阳的不足，而干燥综合征主要病机为气阴两虚、络脉不荣，治疗当以补虚祛瘀通络为主。

二、辨证论治

《素问·经脉别论篇》述"饮入于胃，游溢精气，上输于脾，脾气散精，上归于肺，通调水道，下输膀胱。水精四布，五经并行……"，可见水液的代谢分布与肺、脾、肾及三焦有关，同时肝主疏泄，调畅气机，气机通畅，气血津液得行。《灵枢·九针论》云"肺者，五脏六腑之盖也"，居上焦，为水之上源，且肺主气，有宣发肃降的功能，气行则水行，水津得布。而喉为肺之门户，鼻为肺之外窍，若肺为邪干，失其宣肃，则津液失布，会出现鼻腔咽喉干燥等症状。《素问·厥论》云"脾主为胃行其津液者也"，脾居中焦，运化水谷精微，上通下达，脾主运化功能失常，则津液不行，痰饮停聚，阴血津液不荣，而致干燥综合征的发生。《素问·逆调论》云"肾者水脏，主津液"，肾为先天之本，主水，肾气不足，推动、兴奋、宣散气血津液无力，不能上承下达，则出现口干、眼涩等症；肾阴亏虚，阴虚水不能制火，则燥热内生，皆可致病。

汪龙德主任医师认为，干燥综合征的发生与水液代谢密切相关，津液输布失常、濡养功能失司导致诸症发生，因此临床治疗干燥综合征多以脏腑辨证为主，治以健脾和营、滋补肝肾、疏肝理气、解郁清热、养血润燥、活血化瘀等为主。

1.肝郁血热证

本证方选丹栀逍遥散加减（牡丹皮12 g，栀子10 g，当归10 g，白芍15 g，柴胡12 g，茯苓12 g，炒白术12 g，薄荷6 g〈后下〉，石膏15 g〈先煎〉，知母10 g，海螵蛸15 g，浙贝母10 g，瓦楞子15 g〈先煎〉，郁金10 g，黄芪15 g，川楝子10 g，香附10 g，旋覆花15 g〈包煎〉，枳壳15 g）。

方药分析：丹栀逍遥散出自明代薛己《内科摘要》，由逍遥散加牡丹皮、栀子组成。因肝郁日久，则生热化火，此时以逍遥散之力难以平其火热，故加丹皮清血中伏火，栀子善清肝热并导热下行。方中牡丹皮、栀子清泄肝热；柴胡合薄荷疏肝解郁，白芍养血和营，合当归养肝体之阴，三药合用，一气一血，调和阴阳；茯苓、白术健脾益气，化生气血。方中配伍石膏、知母，取"白虎汤"之意，清解郁热；香附、川楝子、枳壳、郁金，四药并行，共奏理气之功；海螵蛸、浙贝母、瓦楞子相合以制酸，黄芪合茯苓、白术以健脾；气滞则血不行，故加丹参活血化瘀。诸药合用，令肝气得疏，郁热得解，血虚得养，脾弱得复，阴阳平衡，则燥自消。

2.湿热中阻证

本证方选清中汤加味（黄连6 g，栀子12 g，陈皮12 g，姜半夏12 g，茯苓12 g，藿香12 g，佩兰15 g，石菖蒲15 g，海螵蛸15 g，浙贝母15 g，瓦楞子15 g〈先煎〉，薄荷6 g〈后下〉，甘草6 g，小茴香15 g，干姜10 g，豆蔻10 g〈后下〉，菊花6 g）。

方药分析：《素问·太阴阳明论》曰"四肢皆禀气于胃，而不得至经，必因于脾，乃得禀也"，《素问·经脉别论》言"饮入于胃，游溢精气，上输于脾，脾气散精，上归于肺，通调水道，下输膀胱，水精四布，五经并行"，由此可见，津液的正常输布，除肺气布津之外，尚与"脾气散精"之功关系密切。若中焦气机郁滞，津液输布障碍，则聚而生水湿痰浊之邪，郁久化热，湿热相搏；湿热又进一步阻碍中焦气机，困遏脾胃，二者互为因果，终致脾胃之气失其调畅，不得"以灌四傍"，四肢孔窍失于濡养，故临床可见口干舌燥，眼睛干涩等症。治疗当以清热化湿，宜用清中汤加减。方中对药藿香、佩兰、石菖蒲芳香化湿，湿去则脾自运；对药海螵蛸、浙贝母、瓦楞子制酸，为标药；小茴香性温、干姜守而不走，相伍为用，温化水湿，又可防苦寒伤阳；菊花、薄荷轻清上浮，疏散郁热，且两药入肝经，具清肝明目之功。全方升降相宜，寒温并用，标本兼顾。

3.肝肾阴虚证

本证方选桃红四物汤合二至丸加味（桃仁12 g，红花12 g，当归12 g，生白芍12 g，生地12 g，川芎10 g，女贞子15 g，旱莲草15 g，丹参15 g，生白术12 g，地骨皮12 g，浮小麦30 g，香附12 g，土茯苓12 g，赤芍12 g，龙血竭3 g〈冲服〉，龙骨30 g〈先煎〉）。

方药分析：肾主水，调节全身津液；肾藏精，在液为唾，主骨生髓，故唾液、骨髓皆赖肾精充养。肝主藏血，有"血海"之称，肝开窍于目，在液为泪，故曰"肝受血而能视"。若肾精不足，气化无力，津液输布失司，则燥象丛生；精可生血，血可化精，精血同源，称"肝肾同源"，若肝肾不足，则精血乏源，目窍失于荣养，则见眼干涩痛，自觉状如磨砂，甚则视物不明。此时燥邪已累及下焦肝肾真阴、精血，单纯养阴生津恐难收全功，故治当以滋补肝肾、养血填精为要。精可生血，血能化精，精血同源；干燥日久，津液枯涸，则营血不足，致血行艰涩，日久成瘀。《素问·阴阳应象大论》云"血实宜决之"，故在治疗时兼以活血化瘀，瘀血去则新血生而气机畅，津液布达无碍，燥气自去，此即"瘀去则不渴"之机理。肝肾阴虚证患者多见五心烦热，潮热盗汗，腰膝酸软，眠轻易醒，心悸，头晕耳鸣，舌红，少苔，脉细数，治疗当以滋补肝肾，养血润燥，兼以活血化瘀，方用桃红四物汤合二至丸加减。方中赤芍味苦性平，除血痹，破坚积，与丹参、龙血竭相伍，并行活血化瘀之功；据《玉楸药解》记载，土茯苓味甘，气平，燥土建中，壮筋骨而伸拘挛，利关节而消壅肿，最养脾胃；与白术相配，健脾益气，以生气血；地骨皮味苦性寒，善清虚热，凉血除蒸；浮小麦敛虚汗，亦可治劳热骨蒸，配伍龙骨，重镇安神；气行则血行，血不行则气不利，故加香附以理气行滞，调和气血。

三、病案举隅

〖病案1〗

李某某，男，72岁。

初诊：2020年11月28日（小雪），口舌干燥1年余。患者诉口舌干燥，鼻燥咽干，眼睛干涩，急躁易怒，反酸，潮热，眠轻多梦易醒，醒后不易入睡，平素乏力，动后更甚，头晕，四肢僵硬，纳可，二便调，舌淡红，苔中白腻，脉弦数。既往糖尿病、高血压病史。西医诊断为干燥综合征。

中医诊断为燥痹，证属肝郁血热证，治以疏肝理气、解郁清热、健脾和营，方用丹栀逍遥散加减。处方如下：牡丹皮12g，栀子10g，当归10g，白芍15g，柴胡12g，茯苓12g，炒白术

12 g，薄荷6 g〈后下〉，石膏15 g〈先煎〉，知母10 g，海螵蛸15 g，浙贝母10 g，瓦楞子15 g〈先煎〉，郁金10 g，黄芪15 g，川楝子10 g，香附10 g，旋覆花15 g〈包煎〉，枳壳15 g。共7剂，水煎服，一日1剂，一日3次，餐后1小时口服。二诊：2020年12月5日（小雪），仍口燥咽干，头晕乏力，潮热多梦，舌淡红，苔白腻，左脉沉弦，右脉沉弦紧数，上方去茯苓、枳壳、炒白术，加丹参10 g，黄芪加至30 g。共7剂，煎服方法同前，服后诸症大减。

【按】干燥综合征属中医"燥证"范畴，《素问·阴阳应象大论》云"燥胜则干"，《素问·至真要大论》云"夫百病之生也，皆生于风寒暑湿燥火，以之化之变也"，刘完素曰"诸涩枯涸，干劲皴揭，皆属于燥"，《灵枢·刺节真邪》云"阴气不足则内热……舌焦唇槁，腊干益燥，饮食不让美恶"。肝主疏泄，调畅气机、通利经络，肝性喜条达而恶抑郁，《丹溪心法·六郁》言"故人身诸病，多生于郁"，情志不遂，肝气不舒，郁则化火，使津液畅达失常，则发为燥证。气滞是一切病理因素发生的基础，肝失条达，郁而化火，肝火内盛，进而发生此病，《丹溪心法·火》言"凡气有余便是火"，故在治疗上，汪龙德主任医师倡导以"调理气机"为原则，辅以滋阴清热，方选丹栀逍遥散。本例患者病程日久，急躁易怒，肝郁气滞，日久化火，耗气伤津，且木旺克土，气血乏源，又因燥毒互结，暗耗阴津，伏于五脏六腑，故见燥证。治疗当疏肝理气、解郁清热、健脾和营，方用丹栀逍遥散加减。丹栀逍遥散出自明代薛己《内科摘要》，由逍遥散加牡丹皮、栀子组成，方中牡丹皮、栀子清泄肝热；柴胡合薄荷疏肝解郁，白芍养血和营，合当归养肝体之阴，三药合用，一气一血，调和阴阳；茯苓、白术健脾益气，化生气血。方中配伍石膏、知母，取"白虎汤"之意，清解郁热；香附、川楝子、枳壳、郁金，四药并行，共奏理气之功；海螵蛸、浙贝母、瓦楞子相合以制酸，黄芪合茯苓、白术以健脾。二诊患者仍口燥咽干，头晕乏力，故加大黄芪用量；气滞则血不行，故加丹参活血化瘀。诸药合用，令肝气得疏，郁热得解，血虚得养，脾弱得复，阴阳平衡，则燥自消。

〖病案2〗

魏某某，女，53岁。

初诊：2019年10月19日（寒露），头晕耳鸣伴眼睛干涩1月余。患者诉五心烦热，骨蒸潮热，盗汗，腰膝酸软，眠轻易醒，心悸，头晕耳鸣，眼睛干涩，大便干，舌暗红，少苔，脉细数。西医诊断为干燥综合征。

中医诊断为燥痹，证属肝肾阴虚证，治以滋补肝肾、养血润燥、活血化瘀，方用桃红四物汤合二至丸加减。处方如下：桃仁12 g，红花12 g，当归12 g，生白芍12 g，生地12 g，川芎10 g，女贞子15 g，旱莲草15 g，丹参15 g，生白术12 g，地骨皮12 g，浮小麦30 g，香附12 g，土茯苓12 g，赤芍12 g，龙血竭3 g〈冲服〉，龙骨30 g〈先煎〉。共7剂，水煎服，一日1剂，一日3次，餐后1小时口服。服后诸症大减。

【按】详见本章"病案1"之"方药分析"。

附 录

发表论文篇目览要

〔1〕 牛媛媛，汪龙德，毛兰芳，等.基于网络药理学探讨化瘀软肝胶囊对肝纤维化大鼠的肝脏保护作用〔J〕.中成药，2023，45（09）：3104-3109.

〔2〕 Xu W， Wan g L， Niu Y， et al. A review of edible plant-derived natural comp-ounds for the therapy of liver fibrosis 〔J〕. Eur J Gastroenterol Hepatol， 2023， 35（2）：133-152.

〔3〕 吴毓谦，牛媛媛，陶永彪，等.汪龙德自拟参术运脾方治疗功能性消化不良经验〔J〕.中国中医药图书情报杂志，2023，47（05）：188-190.

〔4〕 陶永彪，汪龙德，牛媛媛，等.中医疗法靶向干预SCF/c-kit信号通路治疗功能性消化不良机制研究进展〔J〕.中国中医药信息杂志，2023，30（07）：191-196.

〔5〕 牛小英，汪龙德，牛媛媛.中医治疗恢复期新型冠状病毒感染患者的研究进展〔J〕.实用中医内科杂志，2023，37（08）：47-50.

〔6〕 杜晓娟，汪龙德，毛兰芳，等.基于"肝与大肠相通"探讨"肠道菌群-TLR4信号通路"在非酒精性脂肪性肝病的发病

机制［J］.实用中医内科杂志，2023，37（09）：69-71.

〔7〕王丽娟，汪龙德，牛媛媛，等.汪龙德主任医师辨治食管癌临证思路［J］.亚太传统医药，2023，19（06）：104-107.

〔8〕陶永彪，汪龙德，李正菊，等.基于"木郁土虚"病机探讨线粒体自噬稳态失衡在功能性消化不良中的应用［J］.中国中医药信息杂志，2023，30（10）：22-26.

〔9〕胥文娟，李红芳，牛媛媛，等.化瘀软肝胶囊对四氯化碳诱导肝纤维化大鼠的作用［J］.中成药，2023，45（05）：1447-1454.

〔10〕葛龙，秦钰，宋忠阳，等.新型冠状病毒感染恢复期常见症中西医结合管理循证实践指南［J］.兰州大学学报（医学版），2023，49（05）：28-40+46.

〔11〕陶永彪，汪龙德，毛兰芳，等.2007—2022年中医药调节线粒体自噬研究文献可视化分析［J］.中国中医药信息杂志，2023，30（09）：62-67.

〔12〕杨博，汪龙德，张晶，等.联合平胃胶囊治疗幽门螺杆菌感染性慢性胃炎肝郁脾虚兼湿热证的临床研究［J］.甘肃科技，2023，39（03）：75-79.

〔13〕李正菊，汪龙德，张萍，等.基于"阴火理论"探讨"升阳举陷法"的临床应用［J］.陕西中医药大学学报，2023，46（02）：82-85.

〔14〕张萍，毛兰芳，汪龙德，等.平胃胶囊对肝郁脾虚型功能性消化不良大鼠胃肠动力的影响［J］.华西药学杂志，2023，38（01）：47-51.

〔15〕吴毓谦，汪龙德，牛媛媛，等.十二指肠低度炎症在功能性

消化不良中的研究进展［J］.中国中西医结合消化杂志，2023，31（01）：68-71+76.

〔16〕陶永彪，汪龙德，李正菊，等.肠道菌群代谢物短链脂肪酸改善非酒精性脂肪肝病的作用研究进展［J］.中国药理学与毒理学杂志，2023，37（01）：47-53.

〔17〕Hua Q，Zhen g D，Yu B，et al.Effectiveness of Inactivated COVID-19 Vaccines a gainst COVID-19 Caused by the SARS-CoV-2 Delta and Omicron Variants： A Retrospective Cohort Study ［J］.Vaccines （Basel），2022，10（10）：1753-1765.

〔18〕牛媛媛，汪龙德，毛兰芳，等.基于"亢害承制"理论探讨化瘀软肝胶囊对肝纤维化大鼠细胞自噬的影响［J］.世界科学技术-中医药现代化，2022，24（09）：3651-3658.

〔19〕张瑞婷，汪龙德，肙文娟，等.平胃散加减治疗痞满验案举隅［J］.实用中医内科杂志，2022，36（12）：21-23.

〔20〕靳三省，汪龙德，毛兰芳，等.汪龙德主任医师辨治中焦湿热临证法要［J］.实用中医内科杂志，2022，36（10）：40-42.

〔21〕牛媛媛，汪龙德，肙文娟，等.汪龙德主任医师辨证论治功能性便秘经验［J］.陕西中医药大学学报，2022，45（05）：30-34.

〔22〕陶永彪，汪龙德.基于中医对肾藏的理解探讨其与肠道菌群的联系［J］.实用中医内科杂志，2022，36（09）：97-99.

〔23〕吴红莉，汪龙德，毛兰芳，等.汪龙德主任医师治疗嗳气经验［J］.中医研究，2022，35（08）：91-94.

〔24〕吴毓谦，汪龙德，胥文娟，等.《伤寒论》对苓桂剂群的探讨〔J〕.实用中医内科杂志，2022，36（09）：47-48.

〔25〕胥文娟，汪龙德，牛媛媛，等.消化系统病证结合动物模型的研究进展及中医药靶点干预〔J〕.中国实验方剂学杂志，2022，28（19）：258-266.

〔26〕靳三省，汪龙德，王臣军，等.汪龙德主任医师畅三焦化水湿法在胃癌治疗中的运用〔J〕.中医临床研究，2022，14（15）：19-21.

〔27〕Zhao L，Ren P，Wang M，et al. Changes in intestinal barrier protein expression and intestinal flora in a rat model of visceral hypersensitivity〔J〕. Neuro gastroenterol Motil，2022，34（4）：e14299.

〔28〕闫丽莎，汪龙德.中医药治疗反流性食管炎研究进展〔J〕.甘肃医药，2022，41（03）：202-204+216.

〔29〕李正菊，汪龙德，毛兰芳，等.汪龙德主任医师从虚、湿、郁、瘀论治慢性萎缩性胃炎经验〔J〕.中医研究，2022，35（03）：88-91.

〔30〕毛兰芳，汪龙德，张晶，等.化淤软肝胶囊的抗纤维化作用及对TGF-β1表达的影响〔J〕.华西药学杂志，2022，37（01）：37-41.

〔31〕王淼蕾，刘俊宏，汪龙德，等.疏肝健脾法对肝郁脾虚型IBS-D大鼠肠黏膜屏障功能的影响〔J〕.时珍国医国药，2022，33（01）：29-33.

〔32〕牛媛媛，汪龙德，毛兰芳，等.基于肝星状细胞调控的肝纤维化治疗机制相关研究概述〔J〕.医学综述，2022，28

（01）：40-44.

〔33〕毛兰芳，汪龙德，杜晓娟，等.基于ICC自噬探讨疏肝健脾法调节功能性消化不良胃肠动力障碍的研究思路〔J〕.中国中医基础医学杂志，2021，27（12）：1916-1919+1924.

〔34〕牛媛媛，汪龙德，毛兰芳，等.汪龙德运用"痿证必先重脾胃湿化则肉坚骨强"理念论治重症肌无力经验〔J〕.中医药临床杂志，2021，33（12）：2295-2299.

〔35〕张萍，汪龙德，刘俊宏，等.恶性肿瘤化疗后消化道反应的中西医发生机制及治疗进展〔J〕.医学综述，2021，27（23）：4640-4644.

〔36〕刘泽锟，汪龙德，王海燕，等.汪龙德主任医师运用健脾燥湿行气消痞法治疗胃痞病经验举隅〔J〕.中医临床研究，2021，13（28）：104-107.

〔37〕牛媛媛，汪龙德，毛兰芳，等.基于网络药理学与分子对接技术探讨四君子汤治疗IBS-D的分子靶点与作用机制研究〔J〕.中医药信息，2021，38（09）：9-15.

〔38〕汪龙德，张萍，任培培，等.腹泻型肠易激综合征相关发病机制及治疗的研究进展〔J〕.实用中医内科杂志，2022，36（01）：16-19.

〔39〕刘俊宏，汪龙德，郑敏.基于云网络的案例式教学法在脾胃病科临床教学中的应用〔J〕.甘肃中医药大学学报，2021，38（03）：98-101.

〔40〕任培培，王淼蕾，赵丽，等.平胃胶囊对肝郁脾虚腹泻型肠易激综合征大鼠脑肠肽的影响〔J〕.华西药学杂志，2021，36（03）：262-267.

〔41〕任培培，汪龙德，杨博，等.汪龙德主任医师治疗肝脓肿病案一则〔J〕.中医临床研究，2021，13（12）：11-12+19.

〔42〕汪龙德，杨博，张晶，等.脾胃病从痰饮论治探源及经验〔J〕.中医研究，2021，34（04）：75-78.

〔43〕毛兰芳，梁乾坤，汪龙德，等.基于脑肠轴的疏肝健脾法促进功能性消化不良患者胃动力作用的研究〔J〕.时珍国医国药，2021，32（01）：42-46.

〔44〕任培培，汪龙德，吴红莉，等.汪龙德主任医师治疗口苦临床经验〔J〕.中医临床研究，2021，13（09）：3-4.

〔45〕毛兰芳，张晶，汪龙德，等.结肠镜联合病理诊断治疗结肠息肉的分析研究〔J〕.甘肃医药，2021，40（03）：193-197.

〔46〕牛媛媛，刘俊宏，张萍，等.中药注射剂不良反应研究现状〔J〕.中医临床研究，2021，13（01）：117-120.

〔47〕牛媛媛，张萍，符博雅，等.从粘膜免疫系统角度出发理解脾为"后天之本"〔C〕//甘肃省中医药学会.甘肃省中医药学会2020年学术年会论文集，2020：75-79.

〔48〕王淼蕾，刘俊宏，任培培，等.疏肝健脾法对肝郁脾虚型IBS-D大鼠肠道通透性影响〔C〕//甘肃省中医药学会.甘肃省中医药学会2020年学术年会论文集，2020：16-23.

〔49〕刘俊宏，王淼蕾，汪龙德，等.中西医诊治新型冠状病毒肺炎〔C〕//甘肃省中医药学会.甘肃省中医药学会2020年学术年会论文集，2020：80-84.

〔50〕张萍，汪龙德，吴红莉，等.胆囊切除术后综合征的研究进展〔J〕.中医研究，2020，33（07）：63-66.

〔51〕王淼蕾，刘俊宏，汪龙德，等.中西医诊治新型冠状病毒肺炎［J］.基础医学与临床，2020，40（07）：893-896.

〔52〕刘俊宏，汪龙德，王淼蕾，等.肠易激综合征相关肠道菌群及治疗的研究进展［J］.中医研究，2020，33（06）：71-75.

〔53〕张萍，汪龙德，杨博，等.汪龙德教授从五脏辨治顽固性呃逆的思想与经验［J］.中医临床研究，2020，12（12）：3-6.

〔54〕刘俊宏，郑敏，汪龙德.利胆和胃方治疗胆热犯胃型胆汁反流性胃炎的临床观察［J］.中医临床研究，2020，12（03）：72-74.

〔55〕毛兰芳，梁乾坤，汪龙德，等.基于脑肠轴研究功能性消化不良模型大鼠的胃肠动力及平胃胶囊的干预作用［J］.中药药理与临床，2019，35（05）：84-90.

〔56〕张晶，毛兰芳，汪龙德，等.平胃胶囊治疗肝郁脾虚型功能性消化不良的临床疗效及对相关脑肠肽的影响［J］.甘肃中医药大学学报，2019，36（04）：48-51.

〔57〕刘俊宏，苏海燕，汪龙德，等.利胆和胃方联合常规西药治疗肝胃郁热型胃食管反流病40例临床观察［J］.甘肃中医药大学学报，2019，36（04）：52-55.

〔58〕任培培，汪龙德，刘俊宏，等.腹泻型肠易激综合征肝郁脾虚型病证结合大鼠模型的研究方法［J］.中医研究，2019，32（06）：49-52.

〔59〕汪龙德，吴红莉，吴溪玮，等.中医药抗肝纤维化作用机制概述［J］.中医药临床杂志，2019，31（05）：818-821.

〔60〕汪龙德，杜晓娟，刘俊宏，等.基于脑肠互动探讨疏肝健脾法治疗功能性消化不良的研究思路［J］.中医研究，2019，32（04）：1-3.

〔61〕Zhang J, Mao L, Wang L, et al. Pharmacological and non-pharmacolo gical treatments for opioid-induced constipation：A protocol for systematic review and network meta-analysis［J］. Medicine（Baltimore），2019,98(4):e14161.

〔62〕Liang Q, Li Y, Yan Y, et al. Ping wei capsules improve gastrointestinal motility in rats with functional dyspepsia［J］. J Tradit Chin Med, 2018,38(1):43-53.

〔63〕Liang Q, Yan Y, Mao L, et al. Evaluation of a modified rat model for functional dyspepsia［J］. Saudi J Gastroenterol，2018，24(4):228-235.

〔64〕杜晓娟，汪龙德，刘俊宏，等.平胃胶囊对肝郁脾虚型功能性消化不良模型大鼠胃蛋白质组学影响［J］.辽宁中医药大学学报，2018，20（12）：26-29.

〔65〕吴红莉，汪龙德，毛兰芳，等.脂肪肝的研究进展［J］.中医研究，2018，31（11）：69-72.

〔66〕付兆媛，汪龙德，毛兰芳.Survivin基因在胃癌癌前病变不同中医证型中的表达［J］.发展，2018，31（08）：79-82.

〔67〕Du X J, Liang Q K, Zhao L, et al. The changes of brain- gut SP and VIP levels in the rats with functional dyspepsia and the intervention of Ping wei capsule［J］. Journal of Gastroenterology and Hepatology Research，2018，7(1)：2521-2529.

〔68〕张鹏，汪龙德，晁荣，等.健脾养胃法治疗慢性萎缩性胃炎

的 Meta 分析 [J].中国老年保健医学，2017，15（06）：3-8.

〔69〕刘俊宏，汪龙德，毛兰芳，等.功能性消化不良中医药研究进展 [J].甘肃中医药大学学报，2017，34（06）：91-94.

〔70〕汪龙德，刘晓燕，毛兰芳，等.PTEN基因在胃癌癌前病变不同中医证型中的表达 [J].中医临床研究，2017，9（32）：5-8.

〔71〕石贺，汪龙德，吴亚娜，等.小建中汤加味治疗脾胃虚寒型慢性萎缩性胃炎 [J].临床医药文献电子杂志，2017，4（75）：14813-14814.

〔72〕吴亚娜，汪龙德，刘俊宏，等.基于肝主疏泄论治肠易激综合征 [J].中医研究，2017，30（08）：60-63.

〔73〕李银俊，汪龙德.胃食管反流病中医药论治临床效果观察 [J].甘肃科技，2017，33（11）：98-100.

〔74〕杜晓娟，汪龙德，刘俊宏，等.功能性消化不良与脑肠轴机制研究进展 [J].辽宁中医药大学学报，2017，19（07）：116-118.

〔75〕吴溪玮，张晶，汪龙德，等.健脾温肾法治疗脾肾阳虚型腹泻型肠易激综合征的系统评价 [J].中医研究，2017，30（02）：62-66.

〔76〕吴溪玮，汪龙德，刘俊宏，等.化纤保肝方治疗肝纤维化的临床研究 [J].中医临床研究，2016，8（32）：47-49.

〔77〕杜晓娟，汪龙德，刘俊宏，等.从肝论治功能性消化不良 [J].中医研究，2016，29（09）：1-3.

〔78〕杜晓娟，汪龙德，毛兰芳，等.基于"肝脾相关"探讨A型

性格与功能性消化不良 [J].中国中医急症，2015，24
（11）：1956-1958.

〔79〕 程秋实，汪龙德，毛兰芳，等.平胃胶囊对肝郁脾虚型功能
性消化不良大鼠胃肠动力及脑肠肽的影响 [J].时珍国医国
药，2015，26（08）：1804-1807.

〔80〕 毛兰芳，汪龙德，刘俊宏，等.平胃胶囊的小鼠急性毒理学
研究 [J].中国中医急症，2015，24（07）：1129-1131+
1178.

〔81〕 刘俊宏，汪龙德.基于脑肠轴对肝郁脾虚证功能性消化不良
的研究思路 [J].中国中西医结合杂志，2015，35（06）：
755-757.

〔82〕 Liu JH，Wang LD. Research Design for Brain-Gut Axis Based
Functional Dyspepsia Patients with Gan Stagnation Pi Deficiency
Syndrome[J]. Zhong guo Zhong Xi Yi Jie He Za Zhi，2015，35
（6）：755-757.

〔83〕 何子才，汪龙德.平胃胶囊治疗慢性萎缩性胃炎脾胃湿热证
130例疗效观察 [J].甘肃中医学院学报，2015，32（01）：
34-35.

〔84〕 程秋实，汪龙德，刘俊宏，等.中医药治疗功能性消化不良
的研究进展 [J].中华中医药学刊，2015，33（01）：
70-72.

〔85〕 毛兰芳，汪龙德，张宏伟，等.《金匮要略》芍药用法浅析
[J].中国中医急症，2014，23（12）：2245-2246.

〔86〕 Ma Q，Li H，Dou X，et al.Inhibitory effects of resveratrol and ge-
nistein on spontaneous-and stimulated contractions of rat isolat-

ed uterus smooth muscle and underlying mechanisms[C]//中国生理学会.中国生理学会第24届全国会员代表大会暨生理学学术大会论文汇编,2014:160-161.

〔87〕杨少军，汪龙德，张晶，等.平胃胶囊治疗慢性萎缩性胃炎癌前病变45例临床研究［J］.中医杂志，2014，55（20）：1745-1749.

〔88〕都中蕊，李红芳，张伟，等.17 β-雌二醇及其受体调节剂对去卵巢大鼠子宫钙黏蛋白和连环蛋白表达的影响［J］.中国应用生理学杂志，2014，30（05）：459-460.

〔89〕何子才，王妙春，汪龙德.汪龙德治疗慢性萎缩性胃炎临床经验总结［J］.内蒙古中医药，2014，33（25）：26-26.

〔90〕何子才，庞国学，汪龙德.平胃胶囊治疗慢性萎缩性胃炎疗效分析［J］.实用中医药杂志，2014，30（08）：689-690

〔91〕刘俊宏，汪龙德，王敏，等.扶正柔肝方联合拉米夫定片治疗慢性乙型肝炎肝纤维化30例临床观察［J］.中医杂志，2014，55（15）：1307-1310.

〔92〕王四兵，程秋实，刘晓燕，汪龙德.平胃胶囊治疗脾胃湿热型慢性萎缩性胃炎临床研究［J］.中医学报，2014，29（07）：1041-1042.

〔93〕刘俊宏，汪龙德，王敏.扶正柔肝方治疗慢性乙型肝炎肝纤维化30例［J］.中医研究，2014，27（06）：19-21.

〔94〕倪海，汪龙德，郭乾乾，等.平胃胶囊联合奥美拉唑治疗慢性浅表性胃炎疗效观察［J］.实用中医药杂志，2014，30（03）：205-206.

〔95〕井小会，王晋阳，毛兰芳，等.姜石颗粒治疗慢性结肠炎40

例［J］.中医研究，2014，27（03）：20-22.

［96］刘俊宏，汪龙德.基于脑肠轴对功能性消化不良肝郁脾虚证的研究思路［J］.中医研究，2014，27（02）：3-5.

［97］倪海，汪龙德，刘俊宏，等.平胃胶囊联合吗丁啉治疗功能性消化不良80例临床观察［J］.云南中医中药杂志，2014，35（01）：28-29.

［98］张晶，付伟，汪龙德.平胃胶囊联合奥美拉唑治疗幽门螺杆菌相关性胃溃疡40例［J］.中医研究，2014，27（01）：18-20.

［99］刘晓燕，王四兵，程秋实，等.中医药治疗慢性萎缩性胃炎临床研究进展［J］.西部中医药，2013，26（12）：147-149.

［100］于立友，汪龙德，张晶，等.化纤保肝方治疗气滞血瘀型肝纤维化的临床研究［J］.西部中医药，2013，26（10）：84-87.

［101］王四兵，汪龙德，刘晓燕，等.平胃胶囊治疗慢性萎缩性胃炎伴肠化生45例［J］.中国中医药信息杂志，2013，20（09）：75-76.

［102］李长兴，李红芳，豆兴成，等.葛根素和鸡豆黄素A对17β-雌二醇诱发的子宫内膜渗出的干预作用研究［J］.中国妇幼保健，2013，28（24）：4026-4028.

［103］刘晓燕，汪龙德.汪龙德护理胃气、健脾运脾及中西医结合治疗脾胃病［J］.实用中医内科杂志，2013，27（14）：23-24.

［104］程秋实，汪龙德，张晶，等.中医药治疗功能性消化不良

的研究进展［C］//中华中医药学会脾胃病分会.中华中医
药学会脾胃病分会第二十五届全国脾胃病学术交流会论文
汇编，2013：130-130.

［105］刘晓燕，汪龙德，刘俊宏，等.中医药治疗慢性萎缩性胃
炎临床研究进展［C］//中华中医药学会脾胃病分会.中华
中医药学会脾胃病分会第二十五届全国脾胃病学术交流会
论文汇编，2013：162-162.

［106］汪龙德，刘俊，张晶，等.平胃胶囊治疗脾胃湿热型慢性
萎缩性胃炎疗效观察［C］//中华中医药学会脾胃病分会.
中华中医药学会脾胃病分会第二十五届全国脾胃病学术交
流会论文汇编，2013：168-170.

［107］王琦，杨少军，汪龙德，等.平胃胶囊治疗慢性萎缩性胃
炎癌前病变的临床研究［C］//中华中医药学会脾胃病分
会.中华中医药学会脾胃病分会第二十五届全国脾胃病学
术交流会论文汇编，2013：194-195.

［108］王四兵，汪龙德，刘俊宏.热盐包治疗寒证胃痛100例临床
观察［C］//中华中医药学会脾胃病分会.中华中医药学会
脾胃病分会第二十五届全国脾胃病学术交流会论文汇编，
2013：262-262.

［109］于立友，汪龙德，刘俊宏，等.化纤保肝方治疗气滞血瘀
型肝纤维化的临床研究［C］//中华中医药学会脾胃病分
会.中华中医药学会脾胃病分会第二十五届全国脾胃病学
术交流会论文汇编，2013：342-345.

［110］刘俊宏，汪龙德，王敏.扶正柔肝方治疗慢性乙型肝炎肝
纤维化的临床研究［C］//中华中医药学会脾胃病分会.中

华中医药学会脾胃病分会第二十五届全国脾胃病学术交流会论文汇编，2013：345-349.

〔111〕井小会，杨少军，汪龙德，等.慢性结肠炎的中医药治疗进展〔C〕//中华中医药学会脾胃病分会.中华中医药学会脾胃病分会第二十五届全国脾胃病学术交流会论文汇编，2013：490-490.

〔112〕付兆媛，汪龙德，刘俊宏，等.针刺治疗老年性便秘30例疗效观察〔C〕//中华中医药学会脾胃病分会.中华中医药学会脾胃病分会第二十五届全国脾胃病学术交流会论文汇编，2013：495-496.

〔113〕马晓春，汪龙德，张晶，等.中医药对幽门螺杆菌感染研究的进展〔C〕//中华中医药学会脾胃病分会.中华中医药学会脾胃病分会第二十五届全国脾胃病学术交流会论文汇编，2013：536-536.

〔114〕王四兵，刘晓燕，井小会，等.汪龙德治疗慢性萎缩性胃炎经验〔J〕.河南中医，2013，33（06）：867-868.

〔115〕张立雪，李红芳，金姗，等.葛根素抑制大鼠离体胃肠平滑肌收缩活动及机制探讨〔J〕.中国临床药理学与治疗学，2013，18（04）：394-398.

〔116〕于立友，汪龙德.肝纤维化检测方法的临床研究进展〔J〕.甘肃中医学院学报，2013，30（02）：80-83.

〔117〕李红芳，段颖，汪龙德，等.雌激素与植物雌激素对去势鼠子宫内膜渗出的影响及机制探讨（英文）〔J〕.生理学报，2013，65（01）：8-18.

〔118〕李长兴，李红芳，黄金炳，等.白藜芦醇对雌二醇诱发的

去卵巢大鼠子宫内膜渗出和血清VEGF的影响 [J].中国现代医学杂志，2013，23（03）：23-26.

〔119〕王四兵，汪龙德.中医药治疗慢性萎缩性胃炎述要 [J].河南中医，2012，32（12）：1637-1639.

〔120〕于立友，汪龙德.平胃散加减治疗慢性萎缩性胃炎经验 [C] //中华中医药学会脾胃病分会.中华中医药学会脾胃病分会第二十四次全国脾胃病学术交流会论文汇编，2012：270-270.

〔121〕王四兵，汪龙德.中医药治疗慢性萎缩性胃炎临床研究进展 [C] //中华中医药学会脾胃病分会.中华中医药学会脾胃病分会第二十四次全国脾胃病学术交流会论文汇编，2012：274-274.

〔122〕王宁，汪龙德.幽门螺杆菌相关性胃病的中医药治疗进展 [J].中医临床研究，2012，4（14）：121-122.

〔123〕张晶，付伟，汪龙德.CDX2基因在胃癌癌前病变不同中医证型中的表达 [J].中国中医药信息杂志，2012，19（07）：18-20.

〔124〕王宁，汪龙德.平胃胶囊治疗脾胃湿热型耐药幽门螺杆菌相关性胃炎疗效观察 [J].中国中医药信息杂志，2011，18（12）：78-79.

〔125〕汪龙德，张晶，王芝华，等.化纤保肝方治疗肝硬化腹水30例 [C] //甘肃省中医药学会.2011年甘肃省中医药学会学术年会论文集，2011：22-25.

〔126〕方海洋，李群星，田君才，汪龙德，等.CDX2和EGFR的表达与胃癌生物学行为关系的研究 [J].国际消化病杂志，

2011, 31 (02): 118-120.

〔127〕俞淑兰, 汪龙德, 宋晓丽.高原地震伤病员的药膳方案与营养指导〔J〕.甘肃中医学院学报, 2010, 27 (05): 76-78.

〔128〕王宁, 汪龙德.幽门螺杆菌相关性胃病的中医药治疗进展〔C〕//中华中医药学会脾胃病分会.中华中医药学会第二十二届全国脾胃病学术交流会暨2010年脾胃病诊疗新进展学习班论文汇编, 2010: 266-268.

〔129〕汪龙德, 张晶.平胃胶囊根除耐药幽门螺旋杆菌感染的临床观察〔C〕//中华中医药学会脾胃病分会.中华中医药学会第二十二届全国脾胃病学术交流会暨2010年脾胃病诊疗新进展学习班论文汇编, 2010: 262-263.

〔130〕汪龙德.脾胃病诊治初验〔C〕//中华中医药学会脾胃病分会.中华中医药学会第二十一届全国脾胃病学术交流会暨2009年脾胃病诊疗新进展学习班论文汇编, 2009: 683-685.

〔131〕汪龙德.栀子对离体兔Oddi括约肌收缩活动的影响〔J〕.兰州大学学报(医学版), 2009, 35 (02): 5-8.

〔132〕Wang LD, Qiu XQ, Tian ZF, et al. Inhibitory effects of genistein and resveratrol on guinea pig gallbladder contractility in vitro[J]. World J Gastroenterol, 2008, 14(31):4955-4960.

〔133〕杨少军, 王改梅, 汪龙德.胃安通降汤治疗功能性消化不良(饮食积滞证)临床观察〔J〕.新中医, 2006, 38 (11): 38-39.

〔134〕李红芳, 汪龙德, 田治峰, 等.植物雌激素白藜芦醇和根

皮素对家兔离体主动脉收缩反应的影响（英文）[J].中国药理学与毒理学杂志，2006，21（01）：26-32.

〔135〕Wang LD.Necessary changes in Chinese diet[J].Zhong Hua Yi Xue Za Zhi，2005，85（18）：1235-1237.

〔136〕李红芳，汪龙德，郑天珍.大黄水煎剂对离体兔Oddi括约肌和十二指肠平滑肌收缩活动的影响[J].兰州医学院学报，2003，46（03）：1-2+9.

〔137〕汪龙德，李红芳.利胆排石中药复方对离体兔Oddi括约肌和十二指肠平滑肌收缩活动的影响[J].兰州医学院学报，2003，46（03）：10-12.

〔138〕Liu X, Ma H, Li C, et al.Sixty-one Cases of Angina Pectoris due to Coronary Heart Disease Treated by External Use of the Paste of Nitrum and real gar powder on Zhiyang（GV 9）[J].Journal of Traditional Chinese Medi-cine，2002，22（04）：243-246.

〔139〕汪龙德，李红芳.单味郁金对离体兔奥狄氏括约肌、胆囊和十二指肠平滑肌活动的影响[J].甘肃中医学院学报，2002，19（02）：14-15.

〔140〕刘新，马鸿斌，李朝平，等.敦煌医方-硝石雄黄散贴敷至阳穴防治冠心病心绞痛61例临床研究[J].中医杂志，2001，51（03）：153-155.

〔141〕汪龙德.整姿疗法对心血管功能影响[J].甘肃中医学院学报，2000，17（02）：26-27.

〔142〕刘新，崔庆荣，李朝平，等.硝石雄黄散贴敷至阳穴防治冠心病心绞痛的临床研究[J].甘肃中医学院学报，2000，

17（02）：43-46.

〔143〕李红芳，汪龙德，秦晓民.前列腺素E1对大鼠胃窦肌电活动的影响〔J〕.动物学研究，1998，19（06）：19-23.

〔144〕李红芳，秦晓民，汪龙德.消炎痛增强大鼠胃肠电活动及胃损伤研究〔J〕.甘肃科学学报，1998，10（02）：57-60.

〔145〕汪龙德，李红芳，邱小青，等.胃复安诱发禁食及食后大鼠小肠移行性综合肌电Ⅲ相活动〔J〕.甘肃中医学院学报，1997，14（04）：32-35.

〔146〕李红芳，汪龙德，秦晓民.禁食对大鼠胃肠电活动的影响及神经机制〔J〕.甘肃中医学院学报，1996，13（02）：43-45.

〔147〕徐鸿达，汪龙德.三消茶对糖尿病106例疗效观察〔J〕.甘肃中医，1994，7（01）：26-27.

〔148〕邢惠芝，汪龙德.马钱子经皮肤吸收中毒一例报告〔J〕.甘肃中医学院学报，1992，9（03）：7-45.

后　记

　　时光荏苒，日月如梭。我从事中医药临床工作已有30余载，回首过往，感慨万千。自幼家贫，深得家人鞭策鼓励、幸得恩师谆谆教导，终于从偏僻大山深处进入医学的神圣殿堂。初入医门，深感祖国医学之博大精深、源远流长，自此刻苦钻研、勤学好问，时常穿梭于学校图书馆和苗圃的每个角落，用大量时间拜读中医古籍，终于从一个懵懂的医学生，成长为所谓的"中医专家"，甘肃中医药大学的博士、硕士研究生导师；长期从事消化系统疾病的中医药防治与研究，临床擅长功能性胃肠病、慢性萎缩性胃炎、消化性溃疡、反流性食管炎、胰腺炎、炎症性肠病、肠易激综合征、功能性便秘和肝胆病等消化系统常见病、多发病及疑难杂病的中西医结合诊治。

　　在临床工作中，我强调"辨病辨证相结合"的一体观，重视西医诊断，强调中医辨证，恰当的中西医结合。我认为，作为消化内科的一名医生，必须注重内镜检查的重要性，内镜就是医生的第三只眼睛，属于"望"的范畴；同时，总结了消化内科的三大常规，即内镜、肝功能和腹部超声。祖国医学有两大特点，即"整体观念"和"辨证论治"，我主张"宏观、微观相结合"，谨守"辨证论治"原则，审病因、重病机、分层次、顾脾胃，并贯穿于诊疗工作。"望而知之谓之神，闻而知之谓之圣，问而知之谓之工，切而知之谓之巧"，望闻问切，四诊合参，是为诊断常规。在四诊中，我强调"问诊"和"舌诊"。问诊过程中，须抓"主诉"，围绕主诉，进一步询问时间、原因、饮食、二便及情志变化等；此外，还需注意饮水的情况，口干与否对判断寒热有很大帮助。脾开窍于口，故可通过舌象更直接、更客观、更准确地诊察疾病。在"舌诊"方面，最基本的是观舌质的淡与红，判断热证之有无，再观舌苔的厚薄、黄白，判断湿邪之轻重。这里需要注意的是，黄苔不是热证的主苔，黄苔首先反映的是湿，若舌质红，苔燥而欠津液，始考虑湿阻化热而成湿热；若舌质淡，苔黄、水滑、有津液，这是单独的湿；若舌质不红，苔白厚腻，则多为湿或寒湿，故舌象对于脾胃系相关疾病的诊断尤为重要，再结合其它四诊材料更有利于准确辨证。所以，我始终强调让病人空腹来诊治。

临床30余载，幸得患者信任，每有病患求医问药，必耐心询问、细心诊察、四诊合参，有时不开处方，仅仅让患者注意饮食和锻炼或让肝脏休息，减少药物对肝脏的负担。临证中，强调"治未病思想"，中医治病"以人为本"，"防"对于"治"来说，显得更为重要。《黄帝内经》载"治病必求于本"，本即"阴阳"，"求本"则是达到"阴平阳秘"的状态。人之"两本"即先天肾和后天脾胃，"治病求本"在一定程度上可以理解为"治病求于脾胃"，因脾胃属"土"，为"气血生化之源"，脾胃之功能，如交通之枢纽，脾胃之容纳，同大地之承载，故诊疗疾病，当立足脾胃，从"本"出发，调和阴阳。"土得木而达之"，肝主疏泄，助脾胃气机升降且促其运化；同时，肝得脾"散精于肝"之水谷精微濡养，即土气冲和，则肝随脾升，方使肝气冲和柔顺以资正常疏泄，故又有"木赖土而荣"之说。因此，我认为，消化系统疾病的诊治应注重肝脾同调，以"顺调肝气、和降胃气"为原则，灵活遣方用药。另外，通过大量的临床，我发现脾胃疾患诸症与痰饮密切相关，因此强调治疗脾胃系相关疾病时，也应重视痰饮这一病因病机及病理因素，其治疗大法以"温阳化饮"为主。脾喜燥而恶湿，无论外感湿邪，还是脾虚生湿，皆可阻滞中焦脾胃，从而引起脾胃运化功能失司，变生他病，治疗当以运脾健脾化湿为原则。我们的团队所创院内制剂"平胃胶囊"便是从"健运中焦，治湿为重"入手，临床疗效可观。湿为阴邪，缠绵难去，极易变生他症，但治疗总不离"祛湿"，湿去则他病自愈。

　　本书分上、下两篇，上篇详细记录了我从事中医药临床工作30余年来的一点体会，下篇记载了我在临床中对消化、循环、呼吸、血液、内分泌等系统常见病、多发病的诊治思路。本书在准备和编写过程中，得到了医院领导和同事的诸多支持帮助；在收集材料和编写时，主要是我的硕士、博士生研究生和跟师学生们的鼎力帮助，此值书成、即将付梓之际，在此表示感谢！我虽然于治疗脾胃病小有体会，但每遇疑难危症，也常束手无策。本书旨在记录我的一点临床总结，希望和同道们一起努力，也欢迎广大医务工作者批评斧正！

汪龙德

二○二三年十一月于金城兰州